DE LA

FIÈVRE TYPHOÏDE

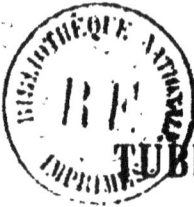

CHEZ LE

TUBERCULEUX CHRONIQUE

PAR

PAUL BOUDOURESQUES

DOCTEUR EN MÉDECINE

✥

FOIX

IMPRIMERIE-LIBRAIRIE GADRAT AÎNÉ

Rue de La Bistour

—

1906

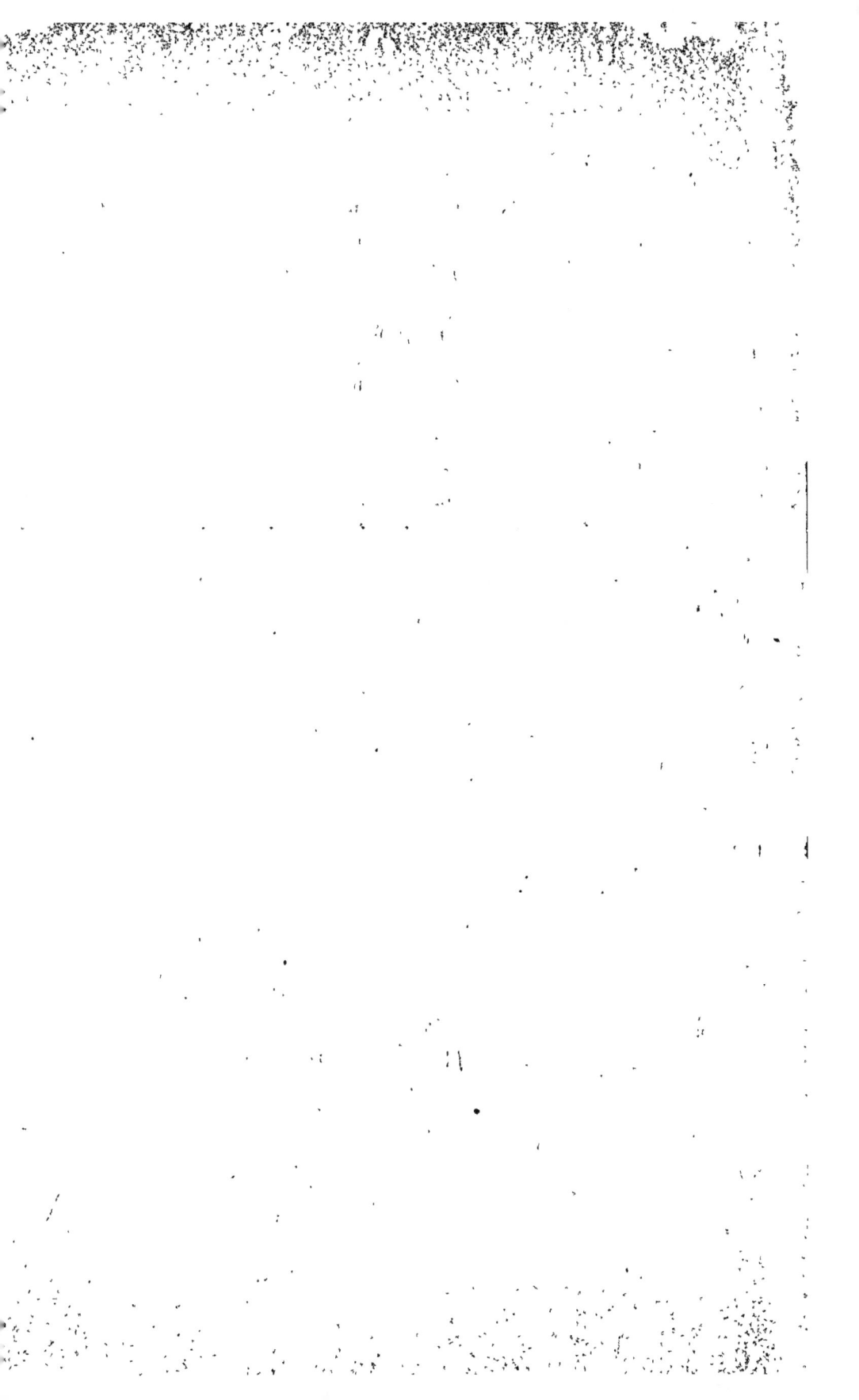

DE LA

FIÈVRE TYPHOÏDE

CHEZ LE

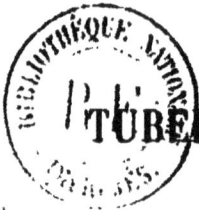

TUBERCULEUX CHRONIQUE

PAR

PAUL BOUDOURESQUES

DOCTEUR EN MÉDECINE

✻

FOIX

IMPRIMERIE-LIBRAIRIE GADRAT AÎNÉ

Rue de La Bistour

—

1906

PERSONNEL DE LA FACULTÉ

MM. MAIRET (✻).......... Doyen.
TRUC ,.,,,,,.....;.... Assesseur.

Professeurs

Clinique médicale.......................	MM. GRASSET (✻).
Clinique chirurgicale....................	TEDENAT.
Clinique obstétricale et gynécologique.....	N.
Thérapeutique et matière médicale.........	HAMELIN (✻).
Clinique médicale.......................	CARRIEU.
Clinique des maladies mentales et nerveuses.	MAIRET (✻).
Physique médicale......................	IMBERT.
Botanique et histoire naturelle médicales...	GRANEL.
Clinique chirurgicale	FORGUE.
Clinique ophtalmologique	TRUC.
Chimie médicale........................	VILLE.
Physiologie............................	HEDON.
Histologie.............................	VIALLETON.
Pathologie interne......................	DUCAMP.
Anatomie..............................	GILIS.
Opérations et appareils..................	ESTOR.
Microbiologie..........................	RODET.
Médecine légale et toxicologie............	SARDA.
Clinique des maladies des enfants..........	BAUMEL.
Anatomie pathologique...................	BOSC.
Hygiène...............................	BERTIN-SANS (H).

Professeur-adjoint : M. RAUZIER.
Doyen honoraire : M. VIALLETON.
Professeurs honoraires : MM. JAUMES, PAULET (O. ✻),
E. BERTIN-SANS (✻), GRYNFELTT.
Secrétaire honoraire : M. GOT.

Chargés de Cours complémentaires

Accouchements..........................	MM. N.
Clinique ann. des mal. syph. et cutanées.	N.
Clinique annexe des maladies des vieillards	RAUZIER, prof. adjoint.
Pathologie externe......................	JEANBRAU, agrégé.
Pathologie générale.....................	RAYMOND, agrégé.

Agrégés en exercice

MM. DE ROUVILLE.	MM. VEDEL.	MM. GUÉRIN.
GALAVIELLE.	JEANBRAU.	SOUBEIRAN.
RAYMOND.	POUJOL.	GAGNIERES.
VIRES.	ARDIN-DELTEIL.	GRYNFELTT Ed.

M. H. IZARD, *secrétaire.*

Examinateurs de la thèse

MM. CARRIEU, *président.*	MM. GALAVIELLE, *agrégé.*
GRANEL, *professeur.*	VIRES, *agrégé.*

À LA MÉMOIRE DE MON PÈRE

A MA GRAND'MÈRE

A MA MÈRE

A MA FIANCÉE

A MES FRÈRES ET SŒURS

MEIS ET AMICIS

PAUL BOUDOURESQUES.

A MON PRÉSIDENT DE THÈSE

MONSIEUR LE PROFESSEUR CARRIEU

Professeur de Clinique médicale.

PAUL BOUDOURESQUES.

AVANT-PROPOS

Il est pour nous un bien agréable devoir à remplir, à la fin de nos études, celui de rendre un public hommage à tous ceux envers qui nous avons contracté une dette de reconnaissance.

Que nos chers parents veuillent bien accepter l'hommage respectueux de notre profonde affection pour les innombrables preuves de dévouement qu'ils n'ont cessé de nous témoigner.

Nous remercions notre président de thèse, M. le professeur Carrieu, des précieuses leçons que nous avons recueillies de sa bouche, tous les jours au lit du malade. Il a été pour nous plus qu'un maître ; il a bien voulu nous honorer de sa sympathie et nous désigner le sujet de cette étude. Qu'il nous soit permis de lui offrir ici l'expression de toute notre gratitude.

M. le professeur agrégé Jeanbrau, à la parole facile et enjouée, nous a prodigué son enseignement, en même temps qu'il nous fut souvent un ami dévoué ; nous lui en serons toujours reconnaissant.

Il est un maître et ami qui nous a particulièrement donné des preuves de son attachement : M. le professeur agrégé Vires. Aussi tenons-nous à le remercier publiquement, et de ses leçons, et de son dévouement. Nous n'oublierons jamais le prix des services qu'il nous a rendus et la dette que nous avons contractée de ce fait.

Nous remercions enfin notre camarade et ami Roger, interne des hôpitaux de Montpellier, de l'amabilité qu'il a toujours eue à notre égard et des conseils qu'il a bien voulu nous donner pour notre thèse. Que notre ami Fourcade, toujours dévoué à ses compatriotes, veuille bien être assuré de mon inaltérable amitié d'Ariégeois.

INTRODUCTION

Les rapports de la fièvre typhoïde et de la tuberculose ont été longtemps controversés : les auteurs du milieu du XIX siècle pensaient qu'il y ayait antagonisme entre ces deux maladies. Cette opinion était erronée, car les deux maladies peuvent se rencontrer chez un même malade. Leur ordre de succession est d'ailleurs assez variable, et il y a à envisager trois hypothèses :

1° La fièvre typhoïde et la tuberculose, tuberculose aiguë, sont contractées et évoluent simultanément chez un même sujet : cas de Sarda et Villard, *Revue de Médecine* (1893) ; cas de Kalendero (1894) ; cas de Haushalter (1895) ; cas de Guinon et Meunier (1897) ; cas de Chantemesse et Ramond (1897) ; cas de Comby (1897) ; cas de Descos (1902) ;

2° La fièvre typhoïde peut succéder à la tuberculose, apparaître au cours de la convalescence de cette dernière, cas le plus fréquent.

3° La fièvre typhoïde évolue chez un tuberculeux chronique avéré ; c'est ce point spécial que nous voulons approfondir dans notre thèse.

Pour cela, nous étudierons dans un premier chapitre d'historique ce prétendu antagonisme entre la tuberculose et la fièvre typhoïde et donnerons les raisons qui militent contre cet antagonisme.

Nous verrons dans un second chapitre d'étiologie, dans quelles formes de tuberculose, à qu'elle période de la tuberculose pulmonaire survient d'habitude la dothiénentérie, ainsi que sa fréquence et son mode habituel de contamination.

Dans un troisième chapitre seront exposés les quelques phénomènes particuliers que peut présenter la fièvre typhoïde dans son évolution chez un tuberculeux.

Le chapitre IV traitera des suites de la fièvre typhoïde, de l'évolution de la tuberculose au moment de la convalescence ; et ainsi sera étudié le pronostic de la fièvre typhoïde, pronostic de la tuberculose concomitante.

Au chapitre V, nous étudierons les éléments cliniques et surtout les méthodes de laboratoire, séro-diagnostic de Widal, d'Arloing-Courmont, qui nous permettront de porter le diagnostic de fièvre typhoïde chez un tuberculeux et comment, dans la pratique, ils nous serviront à faire un diagnostic différentiel.

Le chapitre VI et dernier s'occupera du traitement.

CHAPITRE PREMIER

PRÉTENDU ANTAGONISME ENTRE LA TUBERCULOSE ET LA FIÈVRE TYPHOÏDE

OPINION ANCIENNE : ANTAGONISME

Les anciens auteurs pensaient qu'il y avait entre la fièvre typhoïde et la tuberculose un ve ble antago- nisme ; pour eux, ces deux affections ent incompa- tibles ; une première atteinte de l'une elles créait une sorte d'immunité vis-à-vis de la deuxième. Un malade qui est atteint de fièvre typhoïde ne devient pas phtisi- que dans la convalescence de sa dothiénentérie, pas plus qu'un tuberculeux chronique, atteint de tuberculose pulmonaire ou autre, ne voit se développer chez lui la fièvre typhoïde. Telle est l'opinion ancienne qui fut longtemps admise par de nombreux auteurs ; pour eux donc, ce n'est qu'à titre tout à fait exceptionnel qu'on voit la dothiénentérie survenir chez un tuberculeux avéré, pour nous limiter au sujet qui nous occupe.

Rokitansky (1835) semble, le premier, avoir répandu cette opinion : « Le développement du typhus abdomi- nal en même temps que la tuberculose est un phéno- mène rarement observé ; même dans ce cas, les tubercules sont peu nombreux. » Lebert et Eichhorst sont du même avis.

En France, c'est vers 1840, avec Forget qu'apparaît la doctrine de l'antagonisme entre la tuberculose et la fièvre typhoïde. Forget constate bien quelques tuber- cules chez des sujets morts de dothiénentérie, mais ce n'est que dans des cas très rares. Nous croirions plutôt, dit-il, que la phtisie préserve de l'entérite folliculaire.

Boudin en 1843, Thirial en 1852, renchérissent encore si possible sur cette affirmation : « Il ne m'est jamais arrivé pour mon compte, dit Thirial, et il n'est pas à ma connaissance que d'autres aient observé un seul cas de fièvre typhoïde qui serait venu se développer chez un sujet atteint de phtisie confirmée. » Pour lui les prétendus dothiénentéries évoluant chez un tuberculeux ne sont que des phtisies simulant assez bien, à leur début, la fièvre typhoïde. Idée reprise par Rilliet et Barthez en 1853 ; malgré les autopsies assez nombreuses de typhiques où ils ont rencontré des tubercules pulmonaires, ils écrivent : « La fièvre typhoïde fait passer les tubercules à l'état crétacé et ce que l'on a cru être une fièvre typhoïde, était une tuberculisation à début simulant la fièvre typhoïde. »

Perroud (de Lyon) propose même en 1861 pour immuniser les enfants contre la tuberculose de leur inoculer la variole ou la fièvre typhoïde. Singulière méthode de prophylaxie.

Constantin Paul (1866) dans sa thèse d'agrégation se déclare pour l'antagonisme, quoique la question commençât à être discutée et que Peter, au même concours, soutint l'opinion contraire.

La théorie de l'antagonisme fut alors fortement battue en brèche. Damaschino (thèse d'agrégation, 1872) hésite tout en penchant pour la théorie de l'antagonisme : « La fièvre typhoïde paraît antagoniste de la tuberculose en ce sens qu'elle semble choisir son terrain et n'attaque que les individus moins exposés aux manifestations générales ou diathésiques. » Pidoux, dans ses études générales et pratiques sur la phtisie (1873), croit encore « à la réalité de cette antipathie ou de cet antagonisme

pathologique autant au moins qu'à l'affinité de là
coqueluche et de la rougeole pour la tuberculose pulmonaire. »

Enfin Revilliod semble avoir été l'un des derniers à
soutenir au Congrès de médecine de Montpellier (1898)
l'antagonisme des deux affections, dans son rapport
sur les formes de la phtisie pulmonaire.

OPINION MODERNE : PAS D'ANTAGONISME

L'antagonisme entre la tuberculose et la fièvre
typhoïde n'a guère plus aujourd'hui de partisans. Et la
plupart des classiques sont du même avis sur ce point.

« Il est réel que la fièvre typhoïde se montre rarement
chez les tuberculeux ; mais le fait s'observe encore de
temps à autre ; l'antagonisme n'existe pas ». Legry, *in*
Debove et Achard.

« Nous ne connaissons aucune maladie dont l'atteinte
présente ou antérieure prémunisse contre la dothiénentérie ; ni la variole, ni l'impaludisme, ni la tuberculose
ne possèdent une action préventive », dit Chantemesse,
in Charcot et Bouchard.

« Il est rare de voir la fièvre typhoïde se développer
chez un tuberculeux et cette rareté amène quelques
auteurs à formuler l'opinion que tuberculose et fièvre
typhoïde s'excluaient mutuellement, étaient antagonis-
tes. L'opinion contraire a été soutenue par Monneret,
Lendet, etc. Et de fait on peut voir la fièvre typhoïde
éclore chez les tuberculeux et d'autre part la phtisie se
développer après la fièvre typhoïde ». Brouardel et
Thoinot, *in* Brouardel et Gilbert.

Si cette opinion est l'opinion qui prévaut à notre
époque cela ne veut point dire qu'elle n'ait pas eu auparavant de nombreux défenseurs ; dès Laennec (1823),
on constate la présence de quelques tubercules dans les

poumons de sujets ayant succombé « à des fièvres con-
tinues et intermittentes graves ». Louis, Taupin, Andral
font pareilles constatations. Après une période où, à
la suite de Forget, Thirial, Rilliet et Barthez, l'antagonisme bat son plein, il ne tarde pas, de 1860 à 1870,
à être vivement combattu ; en France, Valleix, Monneret,
Grisolle, Hérard et Cornil s'attaquent à lui et ils
semblent insister sur l'évolution de la tuberculose à la
suite de la fièvre typhoïde ; Fleurot, dans sa thèse (1872),
apporte quatre observations démonstratives de fièvre
typhoïde survenant chez des tuberculeux. Et dès 1878,
à part la communication de Revilliod au Congrès de
Montpellier, tous les ouvrages traitant des rapports
entre la tuberculose et la fièvre typhoïde repoussent
l'idée d'immunité que l'une accorderait à l'autre :
Thèses de Guillermet, Le Covée, Caslex (1878), Régis
Gral (1883), Chollet (1883) ; thèse d'Hutinel, articles de
Hanot, de Homolle dans le dictionnaire, Jaccoup, Guéneau de Mussy dans sa clinique médicale (1884, t. 111),
thèse de Bobinet (1883), mémoire de Loison et Simonin
(1893) ; thèse de Dodero (Lyon 1894) ; thèse de Saleur
(Nancy 1896) ; Sarda et Villard (1893), Jolly (1896) ;
Guinon et Meunier (1897), Chantemesse et Ramond
(1897), thèse de Pipet (Paris, 1900), Milian (1900), thèse
de Vergniaud (Paris, 1901), Descos (1902).

A l'étranger, à côté de Rokitansky, de Eichhorst,
défenseurs de l'antagonisme, nous trouvons d'illustres
adversaires de cette théorie : Liebermeister, Griesinger,
Niemeyer, Ruehle, Schütz, Grüber, Pariser, Birsch-
Hirschfeld, en Allemagne ; Williams, Bartlett, Murchison, Eshner citent des cas de tuberculose survenant au
cours d'une fièvre typhoïde ; quant à la fièvre typhoïde
évoluant chez un tuberculeux, elle est constatée aussi.
Mettenheimer, cité par Liebermeister, a vu parmi les pri-
sonniers français internés à Schwerin en 1870, sur 38
décès consécutifs à la fièvre typhoïde, 13 cas de tuber-

culose pulmonaire. Vogel pense que la fièvre typhoïde peut apparaître au cours de la tuberculose, à toutes les périodes, et qu'elle entraîne très souvent la mort. Betke rapporte 23 cas de fièvre typhoïde chez des tuberculeux avec complications très défavorables et mort dans 73 p. 100 des cas.

De cette incursion dans la littérature médicale, nous voyons donc que l'opinion admise aujourd'hui par tout le monde est opposée à l'antagonisme de la tuberculose et de la fièvre typhoïde. La fièvre typhoïde peut évoluer chez le tuberculeux : nous en avons des preuves et nous pouvons invoquer en faveur de notre thèse diverses sortes de preuves ou de raisons : raisons théoriques, raisons d'ordre bactériologique, raisons d'ordre clinique.

Raisons théoriques. — La fièvre typhoïde, à l'encontre de bon nombre d'autres maladies infectieuses, survient, a-t-on dit, chez des individus forts, sains et bien portants, non chez ceux qui ont été déjà débilités par une longue maladie chronique. A quoi nous répondrons : mais pourquoi le bacille d'Eberth ferait-il exception à cette règle générale qui veut que les germes infectieux se développent de préférence dans les organismes affaiblis, dont les moyens de défense sont déjà diminués ? Ne voyons-nous pas au contraire la fièvre typhoïde survenir sous l'influence du surmenage, de la fatigue, des refroidissements, de la grossesse, de la misère physiologique ? Ne la voyons-nous pas coïncider parfois avec la syphilis, la pneumonie, l'érysipèle, le rhumatisme, l'infection paludéenne ? Pourquoi ne pourrait-elle se développer chez un tuberculeux, voire un tuberculeux chronique ?

Outre la diminution de résistance générale de l'organisme, la pénétration du bacille d'Eberth semble être au contraire favorisée chez le tuberculeux, par un certain nombre d'autres causes adjuvantes. Le bacille

d'Eberth apporté par les eaux ou les aliments se localise
d'habitude sur le tube digestif et particulièrement l'intestin ; or, chez le tuberculeux, les troubles dyspepti-,
ques, la diminution de l'acide chlorhydrique ne vont-ils
pas favoriser son accès jusqu'au niveau des plaques de
Peyer ? Une fois qu'il y sera parvenu, les ulcérations
intestinales qu'on rencontre assez fréquemment chez les
tuberculeux, ne seraient-elles point, comme le pense
Vergniaud, des portes d'entrée toutes préparées ?

Dans des cas assez rares, il est vrai, mais assez
nettement constatés, comme dans certaines épidémies
de chambrées, comme dans certains cas de contagion
hospitalière, il faut reconnaître au bacille d'Eberth une
autre voie d'entrée dans l'organisme, la voie aérienne ;
cela a été démontré par la clinique et Sicard, de Béziers
(1892), a trouvé le bacille d'Eberth dans l'eau où il fait
expirer ses thyphoïsants. Dans les cas de contagion
aérienne, le bacille d'Eberth apporté par l'air inspiré
ne trouvera-t-il pas un terrain tout préparé dans les
lésions des voies aériennes (laryngite, bronchite, ulcérations pulmonaires) des tuberculeux ? et de fait Vergniaud dépouillant dans sa thèse un certain nombre de
cas de contagion hospitalière, montre qu'elle a surtout
frappé les sujets tuberculeux.

Raisons bactériologiques. — Le bacille de Koch, pas
plus que le bacille d'Eberth, n'est dédaigneux des
associations microbiennes et il n'existe entre eux deux,
pas plus qu'entre leurs toxines, d'antagonisme comme
l'ont démontré les expériences de S. Arloing et Dumarest (*Société de Biologie,* 28 octobre 1859) et celles de
M. Rodet (18 novembre 1899). Arloing et Dumarest
ont montré que des cobayes à qui on avait injecté de
la toxine typhique filtrée ou du sérum de mouton
immunisé étaient cependant susceptibles de réagir à
l'inoculation tuberculeuse. Rodet, cherchant si l'impré-
gnation de l'organisme par les produits des bacilles

d'Eberth exerce une action favorable à l'égard de l'infection tuberculeuse, inocule d'abord à ses cobayes de
la tuberculose humaine, puis leur injecte des cultures
filtrées de bacille d'Eberth et la tuberculose emporte
les sujets au bout de 100 à 200 jours. Ces cultures filtrées
« administrées sous la peau, plusieurs semaines après
une inoculation sous-cutanée de tuberculose peu virulente chez le cobaye, ne sont pas opposées à l'évolution
du processus tuberculeux et à sa généralisation mor-
telle ; elles ne paraissent même pas en avoir modéré
la marche. » Il est regrettable que ces expériences,
entreprises dans un but tout spécial, n'aient point été
poussées plus loin, que les expérimentateurs n'aient
point eu l'idée de déterminer une fièvre typhoïde expérimentale chez les animaux auxquels ils avaient déjà
inoculé le bacille de Koch. Il n'en ressort pas moins,
qu'au point de vue expérimental, il n'y a point d'antagonisme entre la tuberculose et la fièvre typhoïde, que
celle-ci peut évoluer au cours de celle-là.

Raisons anatomo-cliniques. — La fièvre typhoïde peut
évoluer chez les tuberculeux et la preuve c'est qu'on
rencontre dans des autopsies, à côté des lésions carac-
téristiques de la dothiénentérie, des lésions nettement
dues à la tuberculose, tuberculose pulmonaire ou tuberculose d'autres organes.

Louis, sur 46 autopsies de typhiques trouva 4 fois
des tubercules ; Taupin, 7 fois sur 20 autopsies ; Rilliet
5 sur 16 ; Rilliet et Barthez, 11 fois sur 28 autopsies,
ce qui ne les empêche nullement de conclure à l'antagonisme des deux maladies ; Bouchard, 4 sur 40 ;
Cornil, 3 sur 10 ; Robin, 3 sur 30 ; Loison, 5 sur 114 ;
Bernheim, 4 sur 53 ; Griesinger, 10 sur 626 ; Mettenheimer, 13 sur 38.

D'après l'ensemble de ces statistiques, on trouve donc
des lésions tuberculeuses sur 6,6 p. 100 de sujets morts
de la fièvre typhoïde, 69 fois dans 1.021 autopsies,

1 pour 15 environ. Ces lésions se rencontrent jusqu'à une fois sur trois dans quelques-unes des statistiques (Taupin, Rilliet et Barthez, Cornil, Mettenheimer) et, dans celles où elles sont les plus rares, on les trouve encore au moins dans la proportion de 1 pour 60 (Griesinger).

Ces statistiques ne peuvent d'ailleurs nous donner une idée exacte de la fréquence des lésions tuberculeuses chez les sujets qui contractent la fièvre typhoïde ; nous verrons dans un des chapitres suivants, que la fièvre typhoïde évoluant chez le tuberculeux n'acquiert pas de ce fait une gravité exceptionnelle, et par suite bon nombre de tuberculeux échappent à ces statistiques.

A côté de ces faits anatomiques, l'existence de la fièvre typhoïde chez les tuberculeux s'appuie sur des faits cliniques suffisamment étudiés et suffisamment nets, dont nous donnerons d'assez nombreux exemples au cours de cette thèse dans les diverses observations que nous y publierons.

En résumé, des données théoriques, des faits bactériologiques et expérimentaux, des faits anatomiques et cliniques exposés dans ce chapitre, il résulte, comme l'ont montré surtout les cliniciens modernes, que la fièvre typhoïde peut fort bien évoluer et évolue souvent chez les tuberculeux chroniques.

CHAPITRE II

CONDITIONS ÉTIOLOGIQUES

Deux questions doivent être résolues ici :

1° Dans quelles formes de tuberculose la fièvre typhoïde peut-elle survenir ?

2° A quelle période de la tuberculose pulmonaire l'observe-t-on le plus souvent ?

1° *Forme de la tuberculose.* — La fièvre typhoïde peut survenir au cours de la convalescence d'une pleurésie tuberculeuse ; or, nous savons depuis les travaux de Landouzy, combien sont fréquentes ces pleurésies qui marquent la première attaque de l'organisme par le bacille de Koch. En 1883, Ollivier rapporte un cas de contagion hospitalière survenant chez un malade ayant eu quelque temps auparavant une bronchite et une pleurésie de nature tuberculeuse ; Laveran (1884), en cite plusieurs cas ; Troisier, Gaillard (1897), Variot (1899) en rapportent chacun une observation. Talamon (1900) a vu une fièvre typhoïde survenir à la suite d'une pleuro-péritonite tuberculeuse.

Dans d'autres cas, c'est chez des sujets atteints d'adénite bacillaire que la fièvre typhoïde survient ; telles les observations de Babinski, Laveran, Legendre, Toussaint, Labaste et cette observation de Revilliod (Congrès de Montpellier, 1898) : une jeune fille de vingt-deux ans, de souche tuberculeuse, d'aspect scrofuleux, portant depuis son enfance de grosses masses ganglionnaires du cou, fait à l'hôpital, en 1895, une fièvre typhoïde longue et grave. Ce qu'il y a de plus curieux dans cette

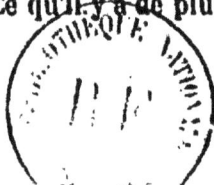

observation, c'est l'heureuse influence de cette fièvre
typhoïde sur ces ganglions ; loin de subir une poussée
au moment ou à la suite de la dothiénentérie, ils dimi-
nuèrent et la malade, suivie pendant assez longtemps,
conserve une santé florissante.

On a publié des cas de fièvre typhoïde, chez des
malades atteints d'ostéite bacillaire ; ostéite du cin-
quième métatarsien (Laveran) ; mal de Pott (Saleur,
Mme Douzeau) ; dans des cas de tuberculose cutanée
(Mme Douzeau).

Ces cas sont des cas plutôt exceptionnels ; la forme
de la tuberculose chronique au cours de laquelle se
développe le plus souvent la fièvre typhoïde est, sans
conteste, la tuberculose pulmonaire ; et ceci n'a rien
d'étonnant, puisque celle-ci est la manifestation la plus
fréquente de l'infection par le bacille de Koch.

2° *Période de la tuberculose pulmonaire.* — Laissant de
côté les cas de tuberculose aiguë se développant en
même temps que la fièvre typhoïde, nous devons nous
demander à quelle période de la tuberculose pulmonaire chronique survient le plus souvent la dothiénentérie.

Jaccoud écrivait dans son *Traité de Pathologie interne :*
« S'il est démontré que la tuberculose n'est plus un
obstacle absolu au développement de la fièvre typhoïde,
il est également certain que la fièvre typhoïde est rare
dans le cours et en particulier durant les phases actives
de la phtisie. » Il est un fait d'observation contraire,
c'est qu'on ne voit guère de fièvre typhoïde évoluant
chez des tuberculeux cavitaires ; Griesinger rapporte
toutefois le cas d'une jeune tuberculeuse, avec lésions
très avancées, qui, placée à l'hôpital entre deux typhoïsants, succomba à une affection fébrile que l'autopsie
montra être une dothiénentérie. Des observations ana-
logues ont été publiées par Forget (*Traité de l'entérite
folliculaire*, p. 152) ; Guéneau de Mussy (*Clinique mé-*

dicale, tome III, 1883) ; Letulle (*Archives générales de médecine*, 1884), Vinerta y Rodriguez, Th. Paris, 1886-87 ; Jolly, interne de Cuffer (*Société anatomique*, 1896, p. 457) ; Crespin (d'Alger), au Congrès de Lille (1899) ; Loison et Simonin.

C'est le plus souvent chez le tuberculeux à la période de début, quelquefois il est vrai lors de la conglomération ou du ramollissement des tubercules, que la fièvre typhoïde apparaît.

La tuberculose pulmonaire peut avoir été constatée avant l'évolution de la fièvre typhoïde, mais dans d'autres cas son allure insidieuse n'attire nullement l'attention du malade ; on la découvre seulement, si au début et au cours de la dothiénentérie, on ausculte soigneusement les sommets de ces malades ; ou parfois les lésions tuberculeuses sont des surprises d'autopsie, la mort ayant été amenée par une perforation, une hémorragie intestinale ou toute autre complication habituelle de la dothiénentérie. Ces tuberculoses atténuées au début, reçoivent très souvent un coup de fouet à l'occasion de la fièvre typhoïde ; elles se révèlent par des symptômes propres dans la convalescence de cette dernière, et nous sommes peut-être trop souvent portés à croire que c'est une tuberculose secondaire à la fièvre typhoïde, développée après elle, chez un sujet affaibli par cette maladie ; le sujet avait sa tuberculose avant sa fièvre typhoïde et un examen attentif du malade dès le début nous l'aurait fait découvrir. Dans d'autres cas, une tuberculose peu prononcée subit une poussée aiguë au cours de la fièvre typhoïde ; nous parlons alors d'évolution simultanée de fièvre typhoïde et de tuberculose aiguë, de granulie ; au lieu d'une granulie d'emblée, il s'agit d'une tuberculose latente, réveillée et exacerbée par l'infection typhique.

La fièvre typhoïde peut donc coïncider avec toutes les formes de la tuberculose chronique, mais surtout la forme pulmonaire, et se montrer à toutes ses périodes, mais surtout à sa période de début.

Fréquence. — La fréquence de cette combinaison morbide est assez difficile à établir ; il faudrait combiner avec les statistiques d'autopsie les statistiques des observations cliniques ; et celles-ci ne sont pas en nombre suffisant. Robin a vu 7 fois la fièvre typhoïde évoluer chez un tuberculeux, sur les 307 cas qu'il a réunis.

Pipet, dans l'épidémie de 1899, dit avoir observé plus de 100 malades et ne rapporte que trois obervations de fièvre typhoïde chez des bacillaires.

Vergniaud, sur une centaine de symptômes observés, n'a constaté que 5 à 6 fois une tuberculose pulmonaire préexistante.

On peut donc bien admettre l'opinion des classiques : la fièvre typhoïde, sans être une rareté, ne se présente pas cependant très souvent chez les tuberculeux ; 3 pour 100 environ (Vergniaud). Mais peut-être ce chiffre augmenterait-il, si nous lui rattachions certaines des prétendues tuberculoses aiguës survenues au cours d'une dothiénentérie, non quelques-unes des tuberculoses consécutives de la fièvre typhoïde, qui vraisemblablement préexistaient avant l'évolution de l'infection eberthienne, mais n'avaient point été diagnostiquées alors qu'elles n'étaient qu'à leurs débuts.

Mode de contamination. — Le germe typhique pénètre chez les tuberculeux par les mêmes voies que chez l'homme sain ; il peut parfois pénétrer par la voie respiratoire et il semble que les lésions bacillaires de cet appareil favorisent ce mode de contamination ; Vergniaud a réuni une statistique de 27 cas, il y avait 11 tuberculeux, dont 4 tuberculeux pulmonaires.

Mais le plus souvent, presque toujours, la voie digestive est la voie de choix ; ce sont les aliments, c'est l'eau qui apporte le bacille d'Eberth, et celui-ci se développe dans l'intestin assez souvent sous l'influence d'un écart de régime. Chez les tuberculeux, les écarts de régime sont moins nombreux que chez l'homme sain et vigoureux ; et Forget en faisait un de ses principaux arguments en faveur de l'antagonisme de la tuberculose et de la fièvre typhoïde ; souvent soumis au repos et à un régime alimentaire spécial, ils n'ont ni l'occasion ni le besoin d'absorber autant d'eau que les gens sains. Cette raison nous explique peut-être pourquoi la fièvre typhoïde est de plus en plus rare à mesure que la tuberculose est plus avancée.

CHAPITRE III

SYMPTOMES ET ÉVOLUTION DE LA FIÈVRE TYPHOÏDE

La fièvre typhoïde survenant chez un tuberculeux ne se différencie pas beaucoup de la fièvre typhoïde évoluant chez un individu sain : sa symptomatologie ressemble assez à la symptomatologie habituelle, sauf cependant quelques points que nous allons indiquer.

Période de début : inappétence, courbature générale, céphalée, font partie du mode de début habituel de la dothiénentérie. Le tuberculeux chronique étant un individu dont les fonctions digestives sont souvent troublées, qui a assez fréquemment de l'anorexie, qui maigrit et présente de la lassitude dans tous ses membres, il en résulte que les symptômes de début de la dothiénentérie attirent moins l'attention chez lui que chez un homme sain, n'ayant aucune tare morbide. L'élévation de la température peut être mise sur le compte d'une poussée de bacillose ; d'autre part, les hémorragies du début qui surviennent assez fréquemment dans la forme habituelle, telles qu'épistaxis, parfois hémorragies intestinales congestives sont plus rares ici que dans les cas ordinaires ; il est cependant des cas où le processus congestif de la dothiénentérie provoque un afflux sanguin intense aux points du tissu pulmonaire attaqués par le bacille de Koch et occasionne des hémoptysies abondantes, ce qui fait prendre la fièvre typhoïde pour une tuberculose à marche aiguë. (Obs. XVIII de la thèse de Pipet. Obs. II de notre thèse.)

D'une manière générale, le début de la fièvre typhoïde est assez insidieux chez le tuberculeux : il est aussi plus prolongé ; la période d'incubation est un peu plus longue, l'organisme paraît plus lent à réagir à l'infection éberthienne.

Période d'état. — La courbe thermique est généralement caractéristique de la fièvre typhoïde ordinaire, avec sa période d'ascension, le plateau de la période d'état, sa descente en lysis. Est-elle troublée par la lésion tuberculeuse concomitante ? Oui, parfois. La température n'atteint que rarement à la période d'état des degrés élevés, 39°,8, 40°, voire même 40°,5, auxquels elle a l'habitude de s'élever ; le plateau est moins haut, la fièvre se maintient volontiers aux environs de 39°, ou 39°,5 : il semble que le tuberculeux réagisse moins que l'homme sain.

Le plateau de la période d'état est loin d'être parfait : le tuberculeux, plus qu'aucun autre, fût-il à sa période de début, est porté à faire de grandes oscillations thermiques ; ces oscillations seront d'ailleurs plus prononcées à la période de déclin. De plus, fait important et digne de remarque, même dans des cas où la fièvre typhoïde est bien nette et où il ne s'agit pas d'infection tuberculeuse aiguë, on peut constater des oscillations présentant le type inverse, dans lesquelles la température du matin est un peu plus élevée que celle du soir.

Le pouls présente une modification très importante sur laquelle Chollet a déjà attiré l'attention dans sa thèse : La fièvre typhoïde évoluant seule, présente une caractéristique sur laquelle on se base parfois pour faire un diagnostic : la dissociation du pouls et de la température. Tandis que la courbe du pouls se maintient aux environs de 39°,5 ou 40°, celle du pouls ne dépasse pas 80 ou 90 pulsations. Au contraire, le bacille de Koch sécrète des toxines qui ont pour propriété d'accélérer le pouls. Dans la fièvre typhoïde chez le tuberculeux, il n'y a plus cette discordance entre les deux courbes du pouls et de la température : le pouls s'élève à 110, 120; c'est donc un signe important que celui de l'accélération du pouls. Malgré sa fréquence, on peut toutefois constater très souvent son dicrotisme.

Les troubles digestifs ne sont pas modifiés par la tuberculose ; langue sale, rouge à la pointe et sur les bords, diarrhée (parfois constipation), gargouillement et douleur dans la fosse iliaque, hypertrophie de la rate, comme d'habitude.

Les urines n'ont pas de réaction spéciale ; elles présentent la diazo-réaction d'Ehrlich.

Les taches rosées font rarement défaut ; rares ou confluentes, on les trouve presque toujours et c'est un bon signe, car elles ne se retrouvent pas dans les poussées de granulie ou de tuberculose aiguë : c'est parfois leur apparition qui a fait corriger une erreur de diagnostic.

Les phénomènes nerveux sont à peu près identiques, que la fièvre typhoïde évolue sur un terrain tuberculeux ou sur un terrain normal ; parfois délire, céphalée, tuphos un peu moins marqué peut-être que dans la forme habituelle.

Des sueurs abondantes se montrent quelquefois, surtout la nuit.

Quant aux troubles respiratoires, ils peuvent être assez variables ; et ici nous devons en distinguer deux sortes, ceux qui sont dus à la fièvre typhoïde, ceux qui sont liés à la tuberculose pulmonaire. Les premiers se rencontrent ici également : ce sont quelques râles sibilants de bronchite, disséminés un peu partout dans le poumon, et apparaissant à la période de début, disparaissant bientôt ; ce sont encore quelques signes de congestion des bases. Mais à côté de ceux là, parfois masqués par eux, se rencontrent les troubles respiratoires et les signes sthétoscopiques localisés au sommet d'habitude et dûs à la tuberculose préexistante. Ce sont ces signes qui peuvent passer inaperçus, si l'on n'a pas le soin d'ausculter soigneusement les sommets d'un typhoïsant, et si ses antécédents ne renferment pas quelque manifestation nette de tuberculose. Ces signes de tuberculose pulmonaire sont variables avec la période de la tuberculose pendant laquelle est survenue la typhoïde : très rarement signes de caverne, le plus souvent signes d'induration ou de ramollissement d'un ou des deux sommets, submatité, expiration soufflante et prolongée, léger retentissement vocal, parfois quelques craquements. A côté de ces signes objectifs, perceptibles seulement à l'auscultation, notons quelques symptômes dont le malade se plaint lui même ; il tousse, comme il toussait d'ailleurs avant sa maladie ; il crache assez souvent et on a pu constater, durant l'évolution de la fièvre typhoïde, le bacille de Koch dans ses crachats.

Période de déclin. — Elle ne présente rien de bien particulier, sinon qu'elle tend à se prolonger un peu dans certains cas ; que la température met quelque difficulté à revenir tout à fait à la normale ; qu'alors on peut constater quelques unes des oscillations à type inverse, signalées déjà à la période d'état. Les symptômes thoraciques, toux, expectoration, persistent, alors que dans la fièvre typhoïde normale ils disparaissent d'habitude.

Convalescence. — Au moment de la convalescence, nous avons à signaler quelques phénomènes particuliers.

La température, après être restée quelques jours en hypothermie, souvent se relève et présente quelques oscillations fébriles, liées à l'évolution de la tuberculose pulmonaire ; sans aller jusqu'aux grandes oscillations de la période hectique, elle peut atteindre le soir, 38° 38°5, température qui persiste quelque temps, parfois s'installe pour ne plus disparaître, signe d'aggravation des lésions tuberculeuses.

Le pouls, au lieu de tomber à la normale, reste assez fréquent ; 90 à 100 à la minute.

L'émaciation est considérable et quoique le sujet ait assez bon appétit, il ne revient pas à l'embonpoint habituel ; d'ailleurs, au lieu de la faim vorace des convalescents de dothiénentérie, son appétit est moins accentué et surtout plus capricieux.

Des sueurs nocturnes persistent, ainsi que les phénomènes thoraciques.

Formes cliniques. — Parfois, la localisation tuberculeuse, au niveau des poumons, appelle une localisation particulière du bacille d'Eberth ou de ses toxines sur cet organe ; et il peut se développer une fièvre typhoïde à forme pulmonaire. Dans les cas où le bacille d'Eberth pénètre par la voie aérienne, dans le cas de contagion hospitalière, nous avons quelque chance d'avoir affaire à un pneumo-typhus, à une fièvre typhoïde à début pulmonaire.

Les formes ataxo-adynamiques seraient assez fréquentes dans les fièvres typhoïdes, compliquant les tuberculoses graves et avancées. Loison et Simonin, sur six observations, notent quatre fois des formes ataxo-adynamiques et une fois une forme hypertoxique. Ces formes ataxo-adynamiques évoluent chez des tuberculeux à lésions avancées : « symphise pleurale et poumon dur, farci de granulations tuberculeuses ramollies, — infiltration tuberculeuse diffuse dans le tissu très hépatisée de tout une base, — bronchopneumonie tuberculeuse double, — lobes supérieurs et moyens indurés et farcis de tubercules. »

Le plus souvent, il s'agit, au contraire, d'une forme légère, à évolution bénigne.

Complications. — Une fièvre typhoïde survenant chez un tuberculeux n'est pas, pour cela, à l'abri des complicalions ; les hémorragies intestinales ne sont pas très rares. Boubaud cite, dans sa thèse, une observation d'un tuberculeux avéré, atteint de fièvre typhoïde, et qui mourut après avoir eu des hémorragies intestinales extrêmement abondantes et répétées. Mais d'une façon générale, ces hémorragies sont peu abondantes et, le seraient-elles, elles n'ont que peu d'influence sur la température ; à peine constate-t-on un abaissement thermique de quelques dixièmes de degré.

Signalons l'apparition de bronchopneumonies chez des typhoïdiques tuberculeux.

CHAPITRE IV

SUITES DE LA FIÈVRE TYPHOIDE. — ÉVOLUTION
DE LA TUBERCULOSE. — PRONOSTIC

La fièvre typhoïde, nous venons de le voir, ne se trouve pas beaucoup modifiée par la tuberculose préexistante; elle n'est ni plus grave ni de plus longue durée, ne présente pas plus de complications.

En est-il de même de la tuberculose? Ne se trouve-t-elle pas influencée par la fièvre typhoïde? Nous venons de voir, dans le chapitre précédent, que les lésions de tuberculose constatées au début persistent durant le courant de la fièvre typhoïde. Mais après, que deviennent-elles? Si nous étudions la plupart des observations, nous voyons qu'à la convalescence la tuberculose prend une marche plus rapide.

Mais avant d'étudier ces suites de la fièvre typhoïde, signalons certaines modifications que peut apporter à la tuberculose la fièvre typhoïde, même durant l'évolution de cette dernière. La fièvre typhoïde peut faire passer la tuberculose à l'état aigu : il s'agira tantôt d'une poussée locale de granulations tuberculeuses avec processus congestif amenant des hémoptysies, tantôt d'une marche rapidement ulcéreuse des lésions tuberculeuses anciennes, comme l'ont signalé certaines observations de Loison et Simonin, une véritable phtisie galopante, tantôt d'une infection tuberculeuse générale, d'une granulie; car à côté des cas comme celui publié par Sarda et Villard dans la *Revue de médecine* (1893), où la fièvre typhoïde et la tuberculose aiguë s'attaquent en même temps à un même individu, il est des cas où cette granulie était précédée de quelque lésion tuberculeuse.

La fièvre typhoïde une fois terminée et guérie, que devient la tuberculose ? Les cas ne sont pas tous semblables : si nous pouvons poser en règle générale que la tuberculose reçoit un coup de fouet et prend une marche plus aiguë, il y a quelques exceptions, que nous allons signaler en premier lieu.

Dans quelques cas, la fièvre typhoïde semble ne pas avoir eu d'influence, la tuberculose persiste, mais ne paraît pas avoir une marche plus rapide (Observations de Pipet, de Heuschert).

Il est même des cas, il est vrai exceptionnels, où la tuberculose semble rétrocéder sous l'action de la fièvre typhoïde. Rilliet et Barthez rapportent quatre cas où les tubercules sont devenus crétacés après la dothiénentérie. Revilliod, au Congrès de Montpellier, a signalé le cas curieux que nous avons rapporté plus haut, d'une jeune fille avec adénite scrofuleuse rétrocédant après une fièvre typhoïde. Chez un malade de Crespin (Congrès de Lille, 1899), on ne perçoit plus, après la dothiénentérie, les signes cavitaires si nets auparavant, et l'infiltration de la partie postérieure du poumon semble se limiter. Folley, au dire de Guéneau de Mussy, aurait vu trois fois la tuberculose pulmonaire enrayée après des attaques de dothiénentérie grave, alors que les lésions pulmonaires étaient enrayées. Tels sont les faits qui faisaient dire à Revilliod : « La dothiénentérie ne sera jamais une cause déterminante des tubercules ; loin d'activer, elle tendra à ralentir la marche de ceux qui existent déjà et à les faire passer à l'état crétacé. » Ces cas paraissent bien extraordinaires ; quelques-uns n'ont vraiment pas été suivis pendant assez longtemps, à notre avis, pour que nous croyions à une guérison complète (cas de Crespin) ; quant aux autres, peut-être pourrions-nous les expliquer par l'heureuse influence de la suralimentation auxquels tous les typhoïsants se soumettent pendant leur convalescence.

Dans la plupart des cas, selon l'expression de Widal « la fièvre typhoïde prend le malade tuberculeux et le laisse phtisique. » Au moment de la convalescence, l'amaigrissement persiste, les forces ne reviennent que lentement et incomplètement, le malade tousse, crache et, si on n'avait pas encore trouvé de bacille dans ses crachats au moment de sa maladie, on en constate alors dans ces moments-là. Les signes d'auscultation indiquent une évolution rapide : en peu de mois, c'est un ramollissement complet des tubercules ; le malade aboutit vite à la période des cavernes. La fièvre hectique s'allume, et la mort survient 6 mois, un an, rarement plus tard, après la fièvre typhoïde.

Parfois, la convalescence est assez normale ; le sujet semble être totalement remis. Mais peu après, un, deux mois, sa tuberculose, qui était restée un peu silencieuse, ne tarde pas à devenir plus virulente. Ce sont des malades qui sortent, après leur fièvre typhoïde, guéris ou à peu près guéris de l'hôpital ; qui, après s'être reposés quelque temps, vaquent de nouveau à leurs affaires, puis, repris par leur tuberculose, viennent à nouveau échouer et bientôt finir leurs jours à l'hôpital. Parfois ils restent chez eux, et ce sont des malades qu'on ne suit plus ; le médecin qui les soigne pour leur tuberculose ne songe pas toujours à rapporter à la fièvre typhoïde cette évolution rapide de la tuberculose, et le médecin qui a soigné la fièvre typhoïde ayant vu son malade sortir de l'hôpital en assez bonne santé, ne songe pas assez aux conséquences graves de la fièvre typhoïde chez les tuberculeux.

Cette aggravation de la tuberculose n'est pas un effet pour nous étonner. Nous savons que la tuberculose est souvent aggravée par une affection intercurrente. Les moyens de défense que l'organisme emploie pour lutter contre le bacille de Koch l'organisme doit, au cours de la fièvre typhoïde, les diriger contre un autre ennemi plus puissant, et momentanément plus nuisible, le bacille d'Eberth ; il réussit généralement à triompher de ce dernier, car il était préparé à la lutte. Mais il est incapable de fabriquer en même temps des anticorps destinés à combattre le bacille de Koch ; celui-ci, durant la fièvre typhoïde, continue, que dis-je, augmente ses ravages. Et lorsque l'organisme, revenu victorieux, combat contre son premier adversaire, veut s'attaquer à l'autre, au bacille de Koch, il se présente, trop affaibli par sa première victoire, devant un ennemi devenu trop puissant, ne peut lutter à armes égales, et il finit par succomber sous ses coups.

On voit donc qu'il y a deux questions bien distinctes dans le pronostic de la fièvre typhoïde chez un tuberculeux : la fièvre typhoïde, la tuberculose. La fièvre typhoïde est ordinairement bénigne, guérit habituellement ; la tuberculose s'aggrave et aboutit plus rapidement que d'habitude à la terminaison fatale.

CHAPITRE V

DIAGNOSTIC

Nous étudierons dans ce chapitre, d'abord les moyens qui nous permettent de porter le diagnostic de fièvre typhoïde évoluant chez un tuberculeux, moyens cliniques et moyens de laboratoire, puis nous étudierons le diagnostic différentiel, les divers cas qui peuvent se présenter en clinique, les diverses maladies qu'il nous faudra éliminer avant de porter pareil diagnostic.

DIAGNOSTIC POSITIF

Il est basé à la fois sur la clinique et sur le laboratoire.

1° *Éléments cliniques* : Ce sont des symptômes propres à la fièvre typhoïde, notamment les caractères de la langue, l'hypertrophie de la rate, les taches rosées, et aussi les caractères particuliers de la fièvre typhoïde chez les tuberculeux ; accélération du pouls, petites oscillations thermiques avec parfois fièvre à type inverse, sueurs abondantes, phénomènes respiratoires, quoique ces derniers signes soient assez souvent capables d'égarer le diagnostic.

Méthodes de laboratoire. — Il s'agit ici dans la fièvre typhoïde chez les tuberculeux d'un complexus de deux maladies ; pour porter un tel diagnostic, il nous faudra donc mettre en œuvre les mi-procédés du laboratoire qui nous permettent de déceler ces deux maladies.

Pour la fièvre typhoïde, à côté de la recherche, dans

les urines de la diazo-réaction d'Ehrlich qui n'est pas
d'ailleurs spécifique de la dothiénentérie (elle se rencontre notamment dans la phtisie aiguë), nous avons à
notre disposition toute une série de méthodes, telles
que la recherche du bacille d'Eberth dans le sang, les
matières fécales, l'hémoliso-diagnostic de Widal et Le
Sourd, le fibrino-diagnostic ; nous n'en retiendrons
que celui qui est le plus pratique, le plus fréquemment
employé, le séro-diagnostic de Widal.

Le séro-diagnostic est positif dans l'immense majo-
rité des cas d'infection eberthienne ; ce sera souvent
le procédé, qui, en présence de phénomènes fébriles
chez un tuberculeux, nous permettra de diagnostiquer
s'il y a agglutination nette, une dothiénentérie ; car le
séro-diagnostic de Widal est bien spécifique, ne se rencontre pas dans d'autres affections et n'est influencé par
aucune association morbide ; il était nettement positif
dans toutes les fièvres typhoïdes survenant chez des
tuberculeux, toutes les fois qu'il a été fait, et nous en
publions dans notre thèse un certain nombre d'observations.

Quant à la tuberculose, nous avons aussi pour la
déceler un certain nombre de procédés de laboratoire,
mais ils ne sont malheureusement pas tous aussi effica-
ces que la séro-réaction de Widal dans la fièvre typhoïde.
L'injection de tuberculine est un procédé dangereux,
aujourd'hui abandonné, et que nous nous garderions
bien d'employer dans le cas présent, étant donné la
tendance qu'a la tuberculose de passer à la forme aiguë
au cours de la fièvre typhoïde ; ce procédé a été employé
cependant dans un cas d'Heuschert (obs. 12 de notre
thèse) ; et d'ailleurs l'injection de tuberculine n'a pas
donné, quoique le sujet fut tuberculeux, d'augmentation
de température.

La recherche des bacilles dans les crachats est assez
pratique ; dans un certain nombre des observations, on

les a constatés soit au cours, soit pendant la convalescence de la dothiénentérie chez les tuberculeux. Mais parfois les malades ne crachent pas, les bacilles ne se rencontrent pas au début de la tuberculose quand les granulations ne communiquent pas avec les bronches ; or c'est surtout à la première période de la tuberculose que se montre la dothiénentérie.

Les cultures ou inoculations sont des procédés trop longs ou trop difficiles, plutôt théoriques que pratiques.

Reste un dernier moyen de diagnostic de la tuberculose, le séro-diagnostic d'Arloing et Courmont, analogue, quoique un peu plus difficile, au séro-diagnostic de Widal pour la fièvre typhoïde. Dans des cas difficiles où la dothiénentérie évolue chez un sujet présentant au poumon des signes légers de lésion suspecte, il serait très important d'avoir un moyen quelconque qui nous permît d'affirmer que ces lésions pulmonaires sont ou ne sont pas tuberculeuses, car bien différent est le pronostic. Pourrons-nous demander ce service au séro-diagnostic de la tuberculose, au séro d'Arloing et Courmont ? Au début, on crut pouvoir avoir recours à cette méthode ; actuellement, il est démontré que dans le cas qui nous occupe elle ne pourrait donner de résultats certains, et cela parce que dans la plupart des cas de fièvre typhoïde évoluant chez des individus sains, on trouve une séro-réaction d'Arloing positive. L'agglutination ne se produit donc pas qu'avec des sujets tuberculeux ; elle se produit chez des sujets atteints d'affections diverses et, fait curieux, elle est presque constante chez des sujets nettement atteints, d'après les symptômes cliniques et d'après le séro-diagnostic de Widal, de fièvre typhoïde, sans que ces sujets présentent d'ailleurs aucun signe de tuberculose.

Arloing et Courmont, au Congrès de Paris (1898), annoncent que sur 21 maladies différentes, ils ont eu 7 fois un résultat positif ; leur statistique com-

prend 9 cas de fièvre typhoïde, et sur ces 9 cas, ils
ont eu 5 fois un résultat positif. M. Lagriffoul a fait
aussi des recherches sur le séro-diagnostic de la tuberculose qu'il a publiées dans le *Montpellier Médical* (1903).
Il a pratiqué le séro-diagnostic dans 21 cas d'affections diverses, et il obtint 10 cas négatifs et 11 cas
positifs; or, parmi ces 21 malades, 9 étaient des typhiques et sur ces 9, 7 fois le séro d'Arloing fut positif.
« On ne peut manquer d'être frappé de ce fait, ajoute
M. Lagriffoul, que sur les 9 cas positifs, 7 se rapportent à des fièvres typhoïdes pour lesquels, d'autre part,
le séro-diagnostic de Widal a été positif et que dans
les deux cas de fièvre typhoïde pour lesquelles le séro
d'Arloing-Courmont a été négatif, le séro-diagnostic
de Widal était négatif pour l'une et faiblement positif
pour l'autre. »

Sabarianu et Salomon (in *Revue de Médecine*, juillet
1901), étudiant le séro-diagnostic de la tuberculose,
ont constaté eux aussi dans 7 cas de fièvre typhoïde
une séro-réaction tuberculeuse positive coïncidant avec
l'agglutination du bacille d'Eberth. « Nous devons noter
cependant que chez un de nos malades qui succomba
à une bronchopneumonie surajoutée, il existait, outre
les lésions dothiénentériques, un volumineux ganglion
tuberculeux. Une femme chez laquelle le diagnostic
clinique de fièvre typhoïde semblait s'imposer, pré-
senta à plusieurs reprises une réaction de Widal négative, alors qu'au contraire l'agglutination tuberculeuse
était constamment positive. Or l'évolution de la maladie
nous permit d'établir le diagnostic de typho-bacillose,
confirmé par ce fait que, peu de temps après la malade
présentait des craquements secs aux deux sommets. »

Il est donc un fait certain : c'est qu'une fièvre
typhoïde banale avec séro de Widal positif a aussi un
séro d'Arloing-Courmont positif, et nous ne pouvons
nullement, lorsque au cours d'une fièvre typhoïde le

séro d'Arloing est positif, dire que c'est une typhoïde
chez un tuberculeux ; tout au plus, la séro-réaction de
la tuberculose peut-elle nous servir comme dans le cas
de Sabarianu et Salomon, en présence de phénomènes
typhiques avec séro de Widal négatif, à porter le diagnostic de typho-bacillose.

DIAGNOSTIC DIFFÉRENTIEL

Quelles sont les maladies que nous avons à éliminer
avant de porter le diagnostic de fièvre typhoïde évoluant
chez un tuberculeux ? et quelles sont en clinique les
circonstances dans lesquelles nous aurons à porter ce
diagnostic ?

En clinique, deux cas bien distincts peuvent se présenter :

1º Il s'agit d'un malade que nous suivons depuis
quelque temps, chez qui nous avons porté le diagostic
de tuberculose et qui un jour fait des phénomènes
fébriles avec état typhique ; c'est un cas qui se pré-
sentera assez souvent en clientèle.

2º C'est un malade sur les antécédents duquel nous
sommes mal renseignés et que nous voyons pour la
première fois dans un état typhique dont nous avons
à déterminer la cause ; c'est le cas qui se présente le
plus souvent à l'hôpital.

1º *État typhique chez un tuberculeux avéré.* — Voici
un malade que nous avons soigné pour une lésion plus
ou moins avancée de tuberculose, et qui, au cours de
sa tuberculose, présente depuis quelques jours des
troubles gastro-intestinaux assez prononcés, de la fièvre
et de la courbature générale. Nous pourrions, chez ce
malade, penser parfois à une attaque de grippe ou à
toute affection intermittente. Dans l'observation due au
docteur Pagès, le cas était même plus complexe ; la
malade était syphilitique à la période secondaire, et

on pouvait se demander un instant si cet état typhoïde n'appartenait point à cette typhose syphilitique qu'ont décrite les auteurs.

Nous penserons surtout à deux hypothèses : poussée aiguë de tuberculose ou dothiénentérie; Landouzy a, en effet, décrit une fièvre infectieuse tuberculeuse aiguë, qui a été appelée aussi typho-bacillose, et son nom indique bien sa physionomie : « Dans la fièvre infectieuse tuberculeuse aiguë, le malade est un typhique par son masque, sa prostration, sa rate volumineuse et l'absence de localisation un peu nette pour pouvoir faire un diagnostic certain. Les poumons ne disent rien, les centres nerveux pas grand chose ; le malade succombant, on se demande s'il est mort de granulie ou de fièvre typhoïde, tandis que l'autopsie vient dévoiler les caractères infectieux du mal dans la rate, le poumon, l'intestin, et dans ce dernier cependant aucune trace de fièvre typhoïde. Mais poursuivez avec soin la nécropsie et vous découvrirez au sommet du poumon 3, 4, 5, 6, très fines granulations tuberculeuses indéniables, peut-être aussi dans le rein et dans l'encéphale, et vous reconnaîtrez alors qu'il s'agit d'une certaine forme de granulie avec phénomènes typhiques sans lésions typhoïdiques, c'est-à-dire une fièvre infectieuse tuberculeuse aiguë ».

Il nous faut différencier cette typho-bacillose d'avec la vraie dothiénentérie. Landouzy insiste sur ce fait que les taches rosées sont toujours absentes dans les cas de typho-bacillose ; le tuberculeux a moins de stupeur que le typhique, les troubles nerveux, l'ataxie sont moins accusés, mais il éprouve des douleurs dans les masses musculaires de la nuque, une hyperesthésie cutanée, une céphalée intense, qui sont moins accentuées, sinon rares dans la fièvre typhoïde.

Le tracé thermique diffère aussi un peu dans les deux affections, il ne s'élève pas si haut et surtout il n'est pas aussi régulier dans la typhobacillose que dans la dothiénentérie des tuberculeux ; il affecte dès le début de grandes oscillations parfois de deux degrés qu'on ne rencontre que dans le stade amphibole de la fin des dothiénentéries. Le type inverse n'est pas caractéristique, car s'il est fréquent dans la typho-bacillose, il peut aussi se trouver dans la dothiénentérie chez un tuberculeux.

D'après cet ensemble de signes on peut assez bien porter un diagnostic ; dans les cas de doute la séroréaction de Widal nous serait d'un précieux secours ; si elle est positive, c'est qu'il s'agit d'une dothiénentérie, inutile de faire le séro de Courmont, il serait positif ; si elle est négative, c'est une typhobacillose ; nous ferons le séro de Courmont et nous le trouverons positif.

2° État typhique chez un sujet à antécédents inconnus. — Ici le diagnostic pourra errer plus longtemps, embarras gastrique fébrile, grippe à forme gastro-intestinale, typhopalustre, typhose syphilitique, voire même ostéomyélite aiguë à forme typhoïde, méningite cérébrospinale pourraient, dans quelques cas, à cause de symptômes particuliers être discutés. Nous penserons surtout à la cause la plus fréquente de l'état typhique, à la fièvre typhoïde, surtout si nous trouvons hémorragies du début, langue rouge et taches rosées ; mais ces divers symptômes peuvent manquer et d'autres au contraire paraître cadrer mal avec l'hypothèse de fièvre typhoïde, telles les oscillations à type inverse, l'accélération du pouls (110, 120), les sueurs abondantes, l'intensité des phénomènes respiratoires, ces divers signes feraient pencher vers le diagnostic de granulie ou de typhobacillose le clinicien mal averti des modifications qu'une tuberculose antérieure inflige à la dothiénentérie.

Dailleurs, dans les cas où la clinique serait insuffisante pour trancher le diagnostic entre tuberculoso aiguë et dothiénenthérie, le laboratoire nous viendrait en aide; si nous nous contentons d'un séro d'Arloing, nous pourrions être induits en erreur, puisqu'il est positif presque aussi bien dans la fièvre typhoïde que dans la tuberculose, maladies qui dans l'espèce se trouvent d'ailleurs associées ici. Mais le séro de Widal tranchera le diagnostic : je sais bien qu'on a prétendu avoir trouvé le séro-diagnostic de Widal positif dans certains cas de granulie à forme typhoïde, mais certains faits comme celui de Guinon et Meunier nous autorisent à ne pas admettre cette opinion. Donc, un séro de Widal positif sera nettement signe d'une dothiénentérie.

Nous avons donc, grâce au séro, franchi une première étape dans le diagnostic de cet état typhoïde sur lequel nous n'avions d'autres renseignements que ceux que nous percevions nous-mêmes. Reste à franchir la seconde étape, la dothiénentérie évolue-t-elle chez un homme sain, chez un tuberculeux ? S'il s'agit d'un homme sain, la fièvre typhoïde n'aura pas de caractères particuliers, s'il s'agit d'un tuberculeux, le type parfois inverse de la température, l'accélération du pouls pourront nous mettre sur la voie, et l'examen du thorax, la constation des signes de tuberculose du sommet seront assez démonstratifs.

Millan met toutefois en garde contre certains diagnostics de tuberculose chez les typhiques : il n'est pas rare, dit-il, de trouver chez le typhique, sous la clavicule droite de la submatité, une inspiration rude et des râles plus ou moins humides dus à la congestion bronchopulmonaire habituelle ou encore à une broncho-pneumonie bâtarde sans souffle, même si ces signes récidivent ou persistent, de même que les reprises de la température dans la convalescence de la dothiénentérie peuvent être bien dues à d'autres causes que l'évolution d'une tuberculose déjà existante.

Malgré ces réserves, nous pourrons au cours, ou

parfois seulement lors de la convalescence de la fièvre
typhoïde, porter le diagnostic de tuberculose concomitante. Quant à savoir si cette tuberculose a précédé
la fièvre typhoïde, ou s'est développée en même temps
qu'elle, l'étendue des lésions pourra nous renseigner
là-dessus, mais surtout l'étude des antécédents, lorsque
nous pourrons arriver à les connaître. C'est souvent
lorsque le malade sera remis de son abattement, qu'il
pourra nous répondre, que nous pourrons scruter ses
antécédents et nous porterons alors un diagnostic rétrospectif de tuberculose compliquée de fièvre typhoïde,
si le sujet nous apprend avoir toussé, craché, maigri
avant son affection frébrile, avoir même présenté des
hémoptysies. Et ce diagnostic rétrospectif n'est pas
seulement intéressant au point de vue théorique, car
il est très important pour l'affirmation du pronostic,
bien différent suivant que la fièvre typhoïde aura ou
n'aura pas été accompagnée de tuberculose, et pour
l'institution du traitement.

CHAPITRE VI

TRAITEMENT

Puisque la tuberculose n'est nullement une garantie contre la fièvre typhoïde, puisqu'au contraire elle est parfois une cause prédisposante, il est de toute nécessité d'éviter aux tuberculeux toute contagion de fièvre typhoïde ; bien souvent, nous voyons dans les salles d'hôpital, tout près de typhoïsants, parfois même entre deux baignoires de typhoïques, le lit d'un tuberculeux. Il nous semble de toute nécessité de séparer le plus possible ces malades les uns des autres, et pour le typhoïsant, qui dans sa convalescence est plus apte qu'un autre à faire de la bacillose, et pour le tuberculeux, plus apte qu'un autre à contracter ainsi la fièvre typhoïde, et chez qui cette contagion précipitera l'évolution d'une maladie, qui bien soignée et soignée ailleurs, aurait pu être curable. Nous en conclurons que les tuberculeux ne doivent pas, autant que possible, être soignés dans les salles d'hôpital où sont les dothiénentériques mais doivent être envoyés, à bien des titres, mais aussi à titre de prophylaxie contre la fièvre typhoïde, dans des sanatoriums.

Lorsque la fièvre typhoïde est survenue chez un tuberculeux, quelle thérapeutique faut-il instituer ? Devons-nous modifier le traitement habituel de la dothiénentérie ? Il est une question qui mérite toute notre attention, c'est la question de la balnéothérapie. Devons-nous donner des bains froids aux typhiques tuberculeux ? Que les hautes températures aient ou n'aient pas une action défavorable sur le bacille de Koch, comme le veulent certains, en tout cas, il semble que la température voisine de 40 degrés ne soit pas très nuisible aux tuberculeux ; dans tous les cas où la maladie préexistante a paru rétrocéder, il a fallu, pour une raison quelconque (hémorragie intestinale ou collapsus), cesser les bains froids lorsqu'ils avaient été institués, et parfois il n'en avait pas même été donné (cas de Rilliet et Barthez). Donc, dans les cas où les antécédents du malade seront suspects, dans les cas où nous constaterons chez nos typhoïsants des lésions de tuberculose, nous pourrons nous dispenser des bains froids, sauf hyperthermie notable, c'est-à-dire aux environs de 39 degrés.

Nous pourrons donner des médications antithermiques, par exemple du pyramidon et de la quinine ; nous insisterons sur la médication tonique : extrait de kola et de quinquina ; nous traiterons les complications, s'il s'en présente, comme d'habitude et surveillerons la convalescence.

Car, après avoir soigné la fièvre typhoïde, c'est surtout à la tuberculose, beaucoup plus grave, que nous nous attaquerons ; nous nous attacherons dès que nous le pourrons à bien alimenter notre convalescent pour lui permettre de réparer ses forces et de mieux lutter contre le bacille de Koch. Nous le soumettrons donc bientôt à la suralimentation, au repos et à la cure d'air, tout en y ajoutant de l'arsenic, du gaïacol ou quelqu'une des médications qu'on a l'habitude d'employer chez les tuberculeux. Nous éviterons aussi chez ce convalescent tout contact avec d'autres tuberculeux virulents et mal éduqués qui pourraient le réinfecter au cas où son infection tuberculeuse serait endormie. Et ces conditions de suralimentation, de suraération, de surveillance médicale, où le malade pourrait-il les rencontrer, mieux que dans un sanatorium ?

Sanatorium, pour éviter au tuberculeux de contracter la fièvre typhoïde ; sanatorium pour éviter au tuberculeux convalescent de fièvre typhoïde d'aggraver sa lésion, le sanatorium doit donc jouer un grand rôle dans cette question de l'association de la tuberculose et de la fièvre typhoïde.

OBSERVATIONS

—————

1ᵉʳ Groupe : *Fièvre typhoïde avec amélioration de la tuberculose.* — Observations 1, 2.

2ᵐᵉ Groupe : *Fièvre typhoïde avec complications entraînant la mort.* — Observations 3, 4, 5, 6.

3ᵐᵉ Groupe : *Fièvre typhoïde avec aggravation de la tuberculose.* — Observations 7 à 19.

Observation I

Crespin, Congrès de Lille

(Résumée)

Un jeune homme de 18 ans, venu depuis un an à Alger en assez bonne santé apparente, malgré l'existence d'une vaste caverne dans la partie supérieure du poumon gauche et d'un foyer d'infiltration dans la fosse sus-épineuse du même côté, vit son état s'aggraver dans les derniers jours de mars 1899 ; un mouvement fébrile, d'abord vespéral, devint continu au bout d'une dizaine de jours ; comme l'auscultation révélait dans la fosse sus-épineuse des râles sous-crépitants fins en très grand nombre, on crut d'abord à une poussée congestive déterminant l'ascension de la température. Le 14 avril, la température qui jusqu'alors avait oscillé entre 38°5 et 39°5 devint plus élevée, atteignant 38°6 le matin et 40 degrés le soir ; une légère diarrhée séreuse se montra, avec des vomissements presque incoercibles pendant quelques jours ; c'est alors que le séro-diagnostic de Widal fut tenté et montra une agglutination au 50ᵐᵉ.

Le 17 avril, apparut un délire furieux intense ; la diarrhée continua, mais fut toujours peu importante ; les taches rosées manquèrent. La maladie fut bénigne, ne s'accompagna pas de complications, mais fut très longue, la fièvre persista pendant deux mois et la convalescence s'établit péniblement.

Vers le 10 juillet, le malade voit ses forces revenir, son état général s'améliorer ; en même temps on constate une atténuation des signes sthétoscopiques de la tuberculose ; la caverne paraît s'être comblée pendant

la fièvre typhoïde et on ne perçoit plus les signes
cavitaires, si apparents avant la maladie ; l'infiltration
de la partie postérieure du poumon semble se limiter
également.

OBSERVATION II

In *thèse Pipet (Obs. 13). Paris 1900*

C. Julien, 30 ans, entre à l'hôpital Saint-Antoine,
4 juin 1899.

Antécédents personnels : Bronchite il y a 2 ans.
Depuis, le malade tousse un peu, et a quelques filets
de sang dans ses crachats ; il a été traité par l'huile de
foie de morue et la créosote ; il tousse moins et a
engraissé depuis 6 mois.

Début, il y a 10 jours, par inappétence, céphalée,
vertiges, constipation, puis diarrhée.

Entre le 4 juin 1899 : langue rouge à la pointe et sur
les bords ; taches rosées ; douleur à la fosse iliaque ;
pouls 104 ; température : 39°5 et 40 degrés le soir ; toux
légère ; crachats mucopurulents avec bacilles de Koch
peu nombreux.

Examen du thorax : Submatité et exagération des
vibrations au sommet droit ; râles sibilants générali-
sés ; craquements secs au sommet droit.

Séro-diagnostic de Widal : positif. Traitement par les
bains froids.

Evolution normale de sa fièvre typhoïde. Quant à
l'état pulmonaire, il ne s'était pas modifié le 16 août
1899, à sa sortie.

Le malade revint deux mois après pour un panaris ;
sa santé était bonne ; il n'avait pas maigri ; il toussait
seulement encore un peu, surtout le matin.

OSERVATION III

In *Thèse Boulaud*

V... Charles, 32 ans, entre le 2 novembre 1899.

Antécédents : Le malade tousse depuis 3 ans ; a beaucoup maigri, a des sueurs la nuit et crache abondamment. A plusieurs reprises il y a eu du sang dans ses crachats.

Début de la maladie : il y a 15 jours.

Entre le 2 novembre 1899 dans une stupeur profonde avec langue sèche, diarrhée, douleur dans la fosse illiaque droite, ventre ballonné.

Submatité en avant au sommet droit. Matité à gauche, en avant, sous la clavicule. En arrière, les deux sommets sont mats à la percussion.

A l'auscultation, on entend au sommet des craquements humides des deux côtés, mais surtout à gauche. Aux deux bases, on entend des râles sous-crépitants fins. Dans toute l'étendue des poumons, on perçoit des râles sibilants.

Le malade crache, nombreux bacilles tuberculeux dans les crachats.

Hémorragies intestinales répétées le 5, 6, 10, 11 novembre qui emportent le malade.

Autopsie : Nombreuses ulcérations dans l'ilion, grosse rate.

Poumons congestionnés aux deux bases ; aux deux sommets, tubercules les uns indurés, les autres en voie de ramollissement.

OBSERVATION IV

Loison et Simonin

(Résumée)

Fièvre typhoïde ataxo-adynamique. Tuberculose ancienne et latente du côté droit. Bronchopneumonie massive et récente de la base du poumon gauche. Pleurésie suppurée interlobaire gauche ouverte tardivement dans la grande cavité pleurale. Mort au 40e jour.

Autopsie : 8 plaques de Peyer tuméfiées, mais cicatrisées. La rate donne des cultures de bacille d'Eberth.

Plèvre droite : symphyse pleurale totale. Plèvre gauche : épanchement purulent ; granulations tuberculeuses sur la plèvre interlobaire.

Poumon droit : au sommet deux petites cavernes de la dimension d'une noisette.

Poumon gauche : rien au sommet. A la base, bloc compact, massif, dur, farci de granulations tuberculeuses en voie de ramollissement.

————

OBSERVATION V

Jolly. — Bulletin de la Soc. anat., 1896

(Résumée)

Jeune homme, né de parents bacillaires, toussant depuis quelque temps, contracte une fièvre typhoïde en décembre 1895 ; elle évolue avec de nombreuses hémorragies intestinales. Le malade tousse, crache ; on trouve

de nombreux bacilles de Koch dans ses crachats ; l'auscultation découvre une bronchopneumonie caséeuse à
évolution rapide. Mort.

Autopsie : ulcérations des plaques de Peyer.

Poumon gauche : lobe supérieur compact présentant
les lésions de la pneumonie caséeuse ; lobe inférieur
parsemé de granulations.

Poumon droit : lésions de bronchopneumonie caséeuse.

OBSERVATION VI

Wateau, in *Thèse Vergniaud (Obs. VI) Paris, 1901*

L. Auguste, 18 ans, entré à l'hôpital Saint-Joseph,
le 1er août 1899.

Antécédents héréditaires : père mort de tuberculose
pulmonaire ; mère aliénée ; frère mort à 10 ans de
méningite tuberculeuse ; sœur morte d'une affection
pulmonaire courte indéterminée.

Antécédents personnels : nombreuses bronchites dans
la deuxième enfance. Débute le 13 juillet par malaise,
céphalée, abattement.

1er août : entre à l'hôpital, stupeur marquée, langue
sèche et rôtie, gargouillement dans la fosse iliaque
droite, diarrhée ; taches rosées abondantes ; rate hy-
pertrophiée. Température : 40°1 matin, 41°4 soir ; pouls :
116 ; rien au cœur ; râles de bronchite disséminés, diminution de la respiration et submatité au sommet
droit.

Séro-diagnostic de Widal : positif. - On met le malade
aux bains froids et au lait.

Évolution régulière jusqu'au 17 août ; température

oscillant autour de 40 degrés ; pouls entre 104 et 112 ; persistance des signes pulmonaires.

17 août : (31ᵉ jour de la maladie) : la courbe de la température devient irrégulière.

18 août : point de côté à gauche, à la base du poumon gauche matité très nette ; respiration soufflante et râles sous-crépitants moyens assez abondants ; à la base du poumon droit, quelques râles sous-crépitants et un peu de submatité ; le pouls augmente de fréquence.

19 août : on cesse les bains ; menus signes d'auscultation ; cataplasmes sinapisés et potion à l'acétate d'ammoniaque.

21 août : toux légère ; quelques crachats où on trouve le bacille de Koch ; souffle plus rude à gauche ; à droite on constate de la matité et un souffle qui n'avait pas encore apparu ; même traitement, avec enveloppement humide et sérum artificiel.

27 août : menus signes pulmonaires ; amaigrissement considérable ; yeux caves, traits tirés.

28 août : la température qui, depuis le 18 août, était restée constamment au-dessus de 38°4 et s'élevait parfois au-dessus de 40 degrés, descend de quelques dixièmes et oscille autour de 38 degrés.

29 août : pneumothorax sans douleur ni crise de dyspnée, se traduisant par un souffle amphorique, une sonorité exagérée, de la succussion hypocratique ; pouls 120 ; séro-diagnostic de Widal nettement négatif.

1ᵉʳ septembre : mort, pas d'autopsie.

OBSERVATION VII

Thèse Veryniaud (Obs. V), Paris, 1901

(Résumée)

Marie C., 29 ans ; entrée à l'hôpital Saint-Joseph, le 25 novembre.

Antécédents personnels : Malade sujette aux rhumes. En juin 1900, fièvre scarlatine, avec, pendant la convalescence, lésions pulmonaires pour lesquelles est prescrit un traitement au cacodylate de soude ; amélioration de l'état général sous l'influence du traitement.

Début de la maladie actuelle le 18 novembre ; malaise général, fatigue, céphalée, vomissements ; sueurs nocturnes ; pas de diarrhée ni de constipation.

A son entrée, le 25 novembre, tuphos assez prononcé ; diarrhée jaune abondante et fétide ; langue rouge à la pointe et sur les bords ; taches rosées discrètes ; rate assez volumineuse ; température 39°9 ; cœur normal ; pouls régulier, rapide, 116, dicrote.

A l'examen de la poitrine, on constate de la diminution de la sonorité en arrière, dans la fosse susépineuse gauche ; la transsonance pulmonaire est à peu près égale des deux côtés ; la respiration est un peu soufflante et l'expiration prolongée dans la fosse susépineuse gauche ; en avant, rien d'anormal.

Séro-diagnostic de Widal : positif. On institue le traitement par les bains froids et la diète lactée.

Les jours suivants, les phénomènes restent stationnaires : stupeur, sans délire ; température oscillant entre 38°9 et 39°1 ; pouls rapide, au-dessus de 108, atteignant parfois 124 ; albumine dans l'urine.

30 novembre : hémorragie intestinale assez abondante, sans abaissement notable de la température ; on
supprime les bains et on applique de la glace sur le
ventre. Pas de modifications des signes pulmonaires ;
mais la malade tousse un peu, depuis deux à trois
jours ; elle expectore quelques crachats dans lesquels
on ne trouve pas de bacille de Koch ; 0,50 d'albumine
dans les urines ; ventre tendu ; taches rosées plus
nombreuses ; rate volumineuse.

1er décembre, l'hémorragie intestinale cesse ; température, 40 degrés ; pouls, 116 ; toux et expectoration et
signes sthétoscopiques persistent. On fait des lotions
froides toutes les 3 heures.

8 décembre, la toux et les crachats qui avaient aug-
menté diminuent et disparaissent peu à peu ; courbe
ordinaire de la température ; pouls élevé 108-124.

11 décembre, chute de la température qui se fait dès
lors progressive et régulière.

16 décembre, le pouls tombe à 100 ; signes d'auscultation persistent.

20 décembre, disparition des taches rosées qui avaient
persisté encore.

22 décembre, température revenue à la normale.

26 décembre, la convalescence continue normalement ; alimentation progressive du malade ; pouls 104 ;
signes d'auscultation stationnaires, sans aggravation ni
diminution.

10 janvier 1901, convalescence normale, mais le
malade se plaint d'une grande faiblesse ; son appétit
est devenu irrégulier mais reste encore suffisant ; amaigrissement toujours considérable ; pouls toujours rapide
(100). La toux revient de temps à autre, mais dure peu ;
les signes d'auscultation restent identiques.

30 janvier 1901, l'état général ne s'améliore que très
lentement ; appétit toujours capricieux ; pas de poussées
fébriles ; sueurs nocturnes de temps à autre ; quelquefois

diarrhée passagère ; pouls toujours rapide, 104. La malade tousse parfois le matin à son réveil, mais sans expectoration.

Les lésions pulmonaires du côté gauche restent identiques ; submatité dans la fosse sus-épineuse ; respiration rude et saccadée ; pas de craquements. Mais il semble que le côté droit se prend à son tour ; la respiration est un peu modifiée ; l'expiration est prolongée, l'inspiration rude et saccadée, et cela aussi bien en avant qu'en arrière, phénomènes qui n'existaient pas au début de la fièvre typhoïde.

OBSERVATION VIII

In *Thèse Vergniaud (Obs. VIII), Paris, 1901*

Ernest D..., 22 ans, entre à l'hôpital Saint-Joseph le 25 octobre 1900.

Antécédents personnels : le 3 août 1900, séjour de 15 jours à l'hôpital Saint-Joseph pour légère bronchite ; on porte alors le diagnostic de tuberculose au début.

Du 23 août au 4 octobre, séjour à Lariboisière pour fièvre typhoïde n'ayant eu d'autre complication qu'une hémorragie intestinale légère à la fin de sa maladie ; durant la fièvre typhoïde, le malade n'a pas toussé ; il se trouvait, dit-il, placé à côté d'un « poitrinaire ». Il est envoyé le 4 octobre en convalescence à Vincennes où il présente, huit jours après son arrivée, de la fièvre, des transpirations, une diminution d'appétit ; il commence à tousser, sans cracher.

Rentre le 25 octobre à l'hôpital Saint-Joseph ; il se plaint de palpitations violentes, d'une oppression considérable, d'une toux fréquente et d'une expectoration abondante ; amaigrissement considérable ; pouls 104.

A l'auscultation, on entend à droite un peu de respiration soufflante et d'expiration prolongée, et à gauche des craquements humides avec submatité et retentissement de la voix ; souffle mitral.

15 novembre, amélioration légère ; plus de sueurs nocturnes ; pouls toujours rapides (86) ; température toujours élevée le soir ; toux persiste ; expectoration diminue ; pas de bacille de Koch ; séro-diagnostic de Widal négatif.

1er décembre 1900, le malade ne tousse presque plus ; fièvre vespérale, A l'auscultation, à droite et en avant, respiration soufflante ; à gauche, submatité et petits craquements au somme' ; léger frottement pleural à la base.

26 janvier 1901 : Le malade est dans un meilleur état général qu'à l'entrée, mais il continue à tousser sans cracher. Température 39 degrés le soir, normale le matin. Pouls 116.

Signes sthétoscopiques à droite, respiration soufflante au sommet. A gauche, sommet submat en arrière, mat en avant, craquements humides dans toute l'étendue du poumon gauche, avec retentissement de la toux et de la voix.

Observation IX

Widal. Congrès de Montpellier, 1898

« J'ai suivi récemment avec M. Nobecourt un malade entré dans mon service avec des hémoptysies abondantes survenues au début d'une fièvre typhoïde que le séro-diagnostic avait permis d'affirmer. Cet homme guérit de sa fièvre typhoïde. Les lésions du sommet, à peine appréciables au début de la maladie, étaient devenues ulcéreuses pendant la convalescence. La dothiénentérie avait pris cet homme tuberculeux et l'avait laissé phtisique. »

OBSERVATION X

In *Thèse Pipet (Obs. XII), Paris, 1900*

J.., Marie, 22 ans, entrée à l'hôpital St-Antoine le 24 août 1899.

Antécédents personnels : séjour à l'hôpital en mars 1899 pour début de tuberculose ; depuis elle tousse le matin, a des sueurs nocturnes, a maigri.

Début de la maladie : il y a 8 jours, par malaise, insomnie, anorexie, céphalée, épistaxis.

Entre le 24 août : avec signes de la fièvre typhoïde. Séro-diagnostic de Widal ; positif.

Crachats muco-purulents où on constate le bacille de Koch. La percussion montre de la matité du sommet droit en avant et en arrière ; à l'auscultation, outre des sibilants disséminés dans la poitrine, respiration diminuée d'intensité au sommet droit, expiration soufflante et prolongée, quelques craquements secs. Traitement par les bains froids.

La maladie évolue normalement, la toux devient cependant fréquente et pénible à la fin de la période fébrile. Pendant la convalescence, la température habituellement normale s'élève à quelques reprises à 38 degrés, 38° 5.

Sortie le 15 octobre, toux persistante, amaigrissement malgré une bonne alimentation. Matité du sommet droit en avant et en arrière ; submatité du sommet gauche en avant. Râles sous-crépitants au sommet droit, craquements secs à gauche.

Les lésions tuberculeuses semblaient donc plus accentuées qu'au début de la maladie.

OBSERVATION XI

In *Thèse Pipet (Obs. XVIII)*
(Résumée)

P.., Léopold, 17 ans, entré le 9 octobre 1899.

Antécédents personnels : bronchite il y a 3 mois, ayant duré un mois; le malade présente à la suite de cette bronchite des sueurs abondantes, perd l'appétit, s'affaiblit et crache quelques filets de sang.

Début le 5 octobre par frisson, épistaxis, toux quinteuse et pénible, courbature générale, hémoptysie.

Entre le 9 octobre.

Examen du 10 : facies grippé, langue saburale et humide, constipation, ventre plat, pas de taches rosées. Température 40 degrés. Pouls 104.

Toux fréquente avec expectoration sanglante. Sommet droit, légère submatité en avant. A gauche, en arrière et au sommet, diminution de l'élasticité et submatité très marquée ; en avant, légère diminution de sonorité. Auscultation : respiration soufflante avec expiration prolongée du sommet gauche ; à l'angle supéro-interne de l'omoplate on constate un foyer de râles sous-crépitants ayant l'étendue d'une pièce de 5 francs.

En raison de l'hémoptysie et des signes physiques, des phénomènes généraux graves, on porte le diagnostic de tuberculose pulmonaire à marche aiguë.

Traitement : enveloppement humide et potion tonique.

11, 12 octobre. Le malade ne crache plus de sang, toux très fréquente. Persistance des signes physiques. Langue plus sèche, bords plus rouges. Pas de diarrhée, ni de taches. Température oscillant entre 39° 5 et 40° 5,

pouls entre 96 et 104 ; cet ensemble et la disproportion
entre le pouls et la température font songer à la fièvre
typhoïde, diagnostic confirmé par l'examen des urines,
et le séro-diagnostic de Widal qui donna une agglutination franche et assez rapide, au 20me.

Le malade est soumis aux bains froids.

13 octobre : apparition des taches rosées.

Les jours suivants la température oscille entre 39 et
40, sueurs abondantes la nuit. L'examen des poumons
donne toujours une large zone de submatité au sommet
gauche avec des râles sibilants et des râles sous-crépitants. Dans le reste de la poitrine on n'observe que des
signes très légers de bronchite, sans prédominance
marquée aux bases. Expectoration abondante, ne contenant plus de sang.

A partir du 20, chute progressive de la température
jusqu'au 2 novembre, où le malade est en hypothermie,
hypothermie qui continue les jour suivants.

Les signes physiques du sommet gauche ont subi une
rétrocession presque parallèle.

Sortie le 18 novembre : température normale, mais
sueurs nocturnes, amaigrissement persistant. Crachats
dans lesquels on peut déceler le bacille de Koch, qui
n'avait pas été trouvé jusqu'alors.

Etat du poumon : submatité légère à droite et en avant
plus nette à gauche et en arrière. Expiration soufflante et
prolongée à droite et en avant, ainsi qu'à gauche et en
arrière. De plus, à l'angle postérieur et supérieur de
l'omoplate gauche, on trouve encore, après la toux,
quelques bouffées de fins râles sous crépitants.

OBSERVATION XII

In *Thèse Heuschert ; Berlin, 1892*

Otto Hermann, 26 ans.

Séjour de 15 jours à l'hôpital de Bethanie où on fit le diagnostic de tuberculose au début, septembre 1891. Le malade était entré pour courbature, diarrhée, fièvre ; il avait à plusieurs reprises expectoré des crachats contenant le bacille de Koch.

21 octobre 1891. Entre à l'hôpital, atteint depuis 6 jours de céphalée, fièvre et diarrhée. Temp. 39°2. Pouls dicrote, 72. Taches rosées, rate volumineuse. Diazoréaction très nette.

Examen des poumons ; pas de matité aux sommets ; à l'auscultation, quelques râles fins en avant aux deux sommets.

On porte le diagnostic de fièvre typhoïde.

Le 27 octobre, le malade est apyrétique.

Une injection de tuberculine (2 milligr.) le 2 novembre, et de 5 milligr. le 5, ne produit aucune augmentation de température. Sueurs nocturnes.

3 novembre. La percussion donne une matité nette au sommet droit ; râles sous-crépitants aux deux sommets. Craquements après la toux.

23 novembre. Le malade sort de l'hôpital amélioré, mais avec des signes manifestes de tuberculose.

OBSERVATION XIII

Bard, — In *Thèse Dodero*

(Résumée)

Il s'agit d'une jeune fille ayant des antécédents chlo-roanémiques, chez laquelle se déclare une dothiénenté-rie ; on trouve dès le début de sa fièvre typhoïde un sommet gauche absolument normal ; un sommet droit avec submatité en avant, matité en arrière et exagéra-tion des vibrations ; à l'auscultation et uniquement en arrière, l'expiration est nettement prolongée et un peu soufflante, il y a du retentissement vocal.

La malade tousse un peu et ne crache pas.

La fièvre typhoïde évolua d'une façon normale ; rien de particulier à signaler du côté des poumons.

OBSERVATION XIV

In *Thèse Heuschert ; Berlin 1892*

(Résumée)

Otto Halflier, 23 ans. .

Parents tuberculeux. Depuis plusieurs années toux légère.

5 août 1891. Toux, expectoration. Malaises pendant quelques jours. Grosse rate ; taches rosées. Pas de diarrhée, courbe thermique avec oscillations rémit-tentes. On fait le diagnostic de fièvre typhoïde.

19 octobre 1891. Il reprend ses occupations.

Rentre le 21 octobre. Affaibli, amaigri. Peau sèche,

39°4. Pas de taches rosées, pas de dicrotisme. Météorisme abdominal ; rate moyenne.

Matité à droite ; à gauche râles fins. Bacilles dans les crachats.

Sort le 2 décembre avec des signes nets de tuberculose.

OBSERVATION XV

Thèse Barély, sur l'adénopathie tranchéo-bronchite, Paris,
1895

(Résumée)

Il s'agit d'un jeune homme de 27 ans, manifestement tuberculeux (amaigri, ayant craché du sang, toussant et perdant ses forces depuis 6 mois) qui contracte une fièvre typhoïde qui n'a rien de particulier, mais dont il reste longtemps à se remettre. Trois mois et demi après, il revient à l'hôpital pour faire soigner sa tuberculose qui continue à évoluer. Quelque temps après, il sort dans un excellent état de santé.

OBSERVATION XVI

Thèse Aviragnett : de la tuberculose chez les enfants, Paris,
1891

« Nous avons suivi l'an dernier, avec M. Hutinel, un enfant qui présentait en même temps que les phénomènes d'une typhisation très accentuée des lésions de tuberculisation pulmonaire sous la clavicule gauche.

Notre embarras a été grand pendant quelques jours ;
nous avons fini par conclure à une dothiénentérie chez
un enfant déjà tuberculisé, en nous basant sur l'ac-
centuation des phénomènes de dépression nerveuse
(prostration, stupeur, abattement), sur la sécheresse de
la langue, sur la diarrhée. Le malade avait été amené à
l'hôpital au huitième jour au moins de sa maladie et
nous n'avons pu assister à l'éruption des taches rosées
qui nous auraient facilité le diagnostic. »

Observation XVII

(Due au professeur Ardin-Delteil)

G... Jules. Entré salle Combal, le 30 novembre 1902.

Antécédents personnels : depuis deux mois tousse et
ressent un point de côté permanent et sourd à droite.

A son entrée le malade présente du tuphos, de la
céphalée, du ballonnement du ventre ; il est constipé.
Il ne tousse ni ne crache. Température 38°8. Pouls 110.
L'examen du thorax nous montre un sommet droit avec
vibrations exagérées, expiration prolongée et sous-
crépitants en avant, tandis qu'en arrière la respiration
est soufflante, l'expiration soufflée, l'inspiration en
crans.

4 décembre, la température est un peu montée, 39°4.
Pouls 100. Le séro de Widal et le séro d'Arloing sont
tous deux positifs, mais l'agglutination est faible.

L'évolution se fait sans incidents ; la défervescence
de la température est graduelle ; le 14 décembre le
malade est dans l'apyrexie.

Les signes pulmonaires se sont accentués.

Observation XVIII

(Due au professeur Ardin-Delteil)

V... Eugénie, 32 ans, entre à l'Hôpital Suburbain, salle Bichat, n° 19, le 9 mai 1904.

La malade a eu autrefois une bronchite, tousse et crache depuis quelque temps.

Elle entre le 9 mai, vers la fin d'une affection fébrile qui a débuté il y a une vingtaine de jours par de la céphalée, disparue ou atténuée aujourd'hui ; elle vomit depuis 20 jours, tousse et crache, a de l'insomnie, des épistaxis, de la diarrhée et des douleurs rétrosternales.

L'inspection de l'abdomen montre des taches rosées et la palpation de la fosse iliaque droite est douloureuse.

Température : 37°6.

L'examen du thorax montre des lésions du poumon droit ; en avant, au sommet submatité, vibrations exagérées, léger sibilant et piaulement ; en arrière, au sommet submatité, vibrations exagérées, râles bronchitiques, bronchophonie et retentissement vocal ; dans la partie moyenne, submatité avec zones de sonorité interposées ; à la base, submatité, obscurité respiratoire, frottements.

Deux jours après son entrée, 11 mai, la malade est en apyrexie ; le séro-diagnostic de Widal est positif. Il s'agissait donc d'une dothiénentérie qui est sur sa fin.

On commence à alimenter la malade ; la température jusqu'à la sortie de la malade est assez irrégulière, présentant de petites oscillations qui ne dépassent d'ailleurs guère 37 degrés, mais dont quelques-unes présentent le type inverse. La malade sort au début de juin ; les lésions tuberculeuses restent stationnaires. Elle n'a pas été revue depuis.

OBSERVATION XIX

Due à l'obligeance de M. le docteur Pagès, chef de clinique
Recueillie dans le service du professeur Carrieu.

Est. Joséphine, 17 ans, prostituée, entre à l'Hôpital Suburbain, salle Bichat, n° 17, le 16 novembre 1904.

Antécédents : Chancre de la vulve en avril 1904, traité à Cette par des injections insolubles.

Séjour à l'Hôpital Suburbain (service du professeur Brousse), pour accidents secondaires ; traitée par 16 injections de biiodure cacodylé.

C'est dans le service des vénériens que commence sa fièvre typhoïde.

Début de la maladie : Il y a quatre jours, par céphalée, épistaxis, anorexie et courbature générale : les règles que la malade avait eues, il y a une semaine, ont réapparu. Température progressivement croissante : 39 degrés le 11 et 40°4 le 15 au soir. Point de côté et signes de pleurite.

Entre, le 16 novembre, salle Bichat.

La malade se plaint de céphalée violente, d'anorexie : elle est abattue, elle ne vomit pas et a de la constipation.

Elle ne tousse ni ne crache.

A l'examen, on constate une langue rouge, un ventre ballonné, une fosse iliaque droite douloureuse ; on remarque quelques cicatrices de syphilides au cou et sur les membres inférieurs.

L'auscultation fait constater : en arrière, au sommet droit, submatité et inspiration rude ; expiration prolongée ; à la base droite, quelques râles sous-crépitants ; à la base gauche, de la matité et des frottements pleuraux.

La température s'élève, le matin, à 40°1 ; le soir à 40°2 ; le pouls est très rapide 128.

De l'albumine dans les urines.

M. le professeur Carrieu prescrit la balnéothérapie froide, 4 bains.

18 novembre : Température 40°5, 40°2. Pouls : 120.

Vasomotricité très grande ; dysurie, soubresauts des tendons.

Langue peu saburrale. Tache rosée discrète.

À l'auscultation, tendance à l'embryocardie et un peu de frottement pleuro-péricardique. Les bas pulmonaires présentent quelques frottements et des ..ues de congestion pulmonaire ; le sommet droit présente les mêmes signes qu'à son entrée dans le service.

Séro-diagnostic de Widal positif.

On prescrit 6 bains avec affusion froide sur la tête, et une potion tonique à l'extrait de kola.

19 novembre. Température 40°3-39°8. Pouls 120.

Langue rouge, mais humide. Plaie due à la teinture d'iode dans la région axillaire gauche.

Trois ou quatre taches rosées très nettes.

Auscultation : en arrière matité des deux bases, obscurité et frottements pleuraux ; quelques râles dans toute l'étendue du poumon.

20 novembre. Température 40°2-39°0. Pouls 104.

Constipation ; un vomissement ; épistaxis cette nuit, agitation.

22 novembre. 40°4-39°2. Pouls 120.

Cœur faible et embryocardie ; huile camphrée.

23 novembre. Température 40°3-39°5. Pouls 120.

Albumine dans les urines : 0,50 non rétractile.

25 novembre. Température 40°1-39°5. Pouls 108. Tension artérielle 15, épistaxis.

26 novembre. 39°7-39°3. Pouls 120. Épistaxis.

À 3 heures du soir, à la suite d'un lavement, survient une hémorragie intestinale assez abondante, environ 1/4 de litre ; la malade n'est pas allée du corps depuis son hémorragie. On supprime les bains, on fait une injection d'ergotine et prescrit deux lavements glacés de 250 grammes, contenant chacun 2 grammes de chloruro de calcium.

28 novembre au 2 décembre. La température descend un petit peu ; le pouls reste vibrant, bref et rapide aux environs de 110 ; le cœur fait un peu d'embryocardie et on fait chaque jour une injection d'éther ou d'huile camphrée. De nombreux sibilants et des ronchus se constatent dans tout le thorax et cachent les signes trouvés au début au sommet.

5 décembre. L'embryocardie diminue ; le pouls est toujours fréquent 120 ; la malade délire et ne va que par lavements. On continue huile camphrée et bains.

11 décembre. Pouls 100. Température 37.

Après une période d'apyrexie d'une dizaine de jours, la malade fait de la température à partir du 3 janvier, et cependant ses lésions du sommet droit deviennent plus manifestes, la respiration est un peu plus soufflante, on perçoit quelques craquements. La malade sort au début de février 1905 avec ses signes pulmonaires.

Rentre le 2 mai 1905 ; depuis sa sortie de l'hôpital, elle a toujours été souffrante, a considérablement maigri, tousse et crache, vomit. Sue beaucoup la nuit ; a de la diarrhée. N'a jamais eu d'hémoptysie.

Température 37°7-38°.

A l'auscultation, on trouve en avant : de la matité du sommet gauche, une respiration soufflante avec expiration prolongée, de gros sous-crépitants ; à droite de la submatité au sommet, ainsi qu'une respiration bronchitique et quelques sibilants ; en arrière, de la matité douloureuse du sommet droit avec timbre caverneux et râles sous-crépitants pendant la toux.

On met la malade au carbonate de gaïacol, à la viande crue et à cause de sa syphilis, aux injections d'énésol.

10 mai 1905. La fièvre persiste malgré quelques cachets de pyramidon.

13 juin. Le sommet droit présente des signes de caverne.

La malade meurt le 8 juillet 1905 de sa bacillose.

CONCLUSIONS

I. Il n'y a pas d'antagonisme entre la tuberculose et la fièvre typhoïde ; la fièvre typhoïde peut se développer chez un tuberculeux chronique.

II. La fièvre typhoïde n'est pas très fréquente chez les tuberculeux ; elle survient surtout à la période de début de la tuberculose pulmonaire.

III. Elle se caractérise par quelques symptômes spéciaux : début assez insidieux, grandes oscillations thermiques avec assez souvent type inverse, accélération du pouls, sueurs, troubles respiratoires et sthétoscopiques de la lésion tuberculeuse ; lenteur de la convalescence, avec reprise des phénomènes fébriles.

IV. La fièvre typhoïde a une évolution habituellement bénigne, mais la tuberculose en reçoit un violent coup de fouet, sauf quelques rares exceptions.

V. Le séro-diagnostic de Widal permettra, associé à quelques données cliniques, de différencier la dothiénentérie, chez un tuberculeux, d'avec la typho-bacillose ; le diagnostic d'avec la granulie et certaines autres affections sera difficile s'il s'agit d'un sujet à antécédents mal connus. Le séro-diagnostic d'Arloing-Courmont ne nous sera guère utile pour établir la coexistence de la fièvre typhoïde et de la tuberculose, étant donné qu'il est positif dans la plupart des cas de fièvre typhoïde.

VI. On ne donnera de bains que si l'hyperthermie est considérable. On préférera l'emploi du pyramidon et de la quinine. Dès la convalescence de la fièvre typhoïde, on enverra le tuberculeux dans un sanatorium.

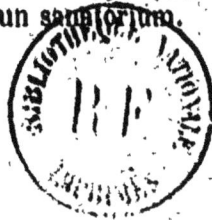

BIBLIOGRAPHIE

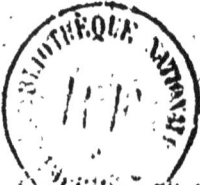

ANDRAL. — Cliniques médicales, tome IV, p. 45. 1810.

ARLOING et COURMONT. — Séro-diagnostic de la tuberculose. Gaz. des Hôp., 1er décembre 1900.

ARLOING et DUMAREST. — Société de Biologie, 28 octobre 1899.

ARRIBAT. — Des associations microbiennes dans la tuberculose. Th. Montpellier, 1892-93.

BABINSKI. — Journal des connaissances médicales, 1883, p. 329.

BARIÉ. — Cas de fièvre typhoïde chez un tuberculeux. Bulletin Société anatomique, 1874.

BELILOS (D. A). — Négative sérum reaction in a case of typhoïd fever complicated with lung tuberculosis. Lancet, London, I, 11, 81. 1900.

BETKE. — Die complicationen des abdominal typhus. Th. Berlin, 1870.

BOUCHARD (F.). — Étude sur une épidémie de fièvre typhoïde observée dans un service de l'hôpital des Enfants-Malades. Th. Paris, 1878, p. 28 et 38.

BROUARDEL et THOINOT. — Article Fièvre typhoïde (in Brouardel et Gilbert), p. 151.

BRUNEAU. — Complications bronchopulmonaires de la fièvre typhoïde. Thèse Paris, 1892-93.

CASTEX. — Contribution à l'étude des associations pulmonaires de la fièvre typhoïde. Thèse Paris, 1879.

CHANTEMESSE. — Article Fièvre typhoïde, in Charcot et Bouchard.

CORNIL. — Société médicale des hôpitaux, 1872, p. 91.

CRESPIN. — Congrès de Lille. Bulletin médical 1900, p. 744. Contagion hospitalière de la fièvre typhoïde. Soc. méd. hôp., 1899.

CURSCHMANN. — Der Unterleibs typhus. Vienne, 1898.

DAMASCHINO. — Étiologie de la tuberculose. Thèse d'agrégation, 1872.

DEBRIC. — Typhotuberculose ; séro-diagnostic négatif infirmé par l'autopsie. Archives de méd. et de pharm. militaire, 1900. T. XXXV, 62-66.

DESCOS. — Fièvre typhoïde et granulie. Lyon Médical, mars 1902.

DODERO. — Contribution à l'étude des rapports de la tuberculose pulmonaire et de la fièvre typhoïde. Thèse Lyon, 1893-94.

Mme S. DONZEARE. — Contribution à l'étude de la contagion directe de la fièvre typhoïde, principalement chez l'enfant. Thèse Paris, 1900-01.

DUCLOUX. — Contribution à l'étude des accidents pulmonaires dans la fièvre typhoïde. Thèse Montpellier, 1882.

FLEUROT. — Influence de la fièvre typhoïde sur la tuberculose pulmonaire. Thèse Paris, 1872.

FORGET. — Traité de l'entérite folliculaire. 1841, p. 331.

GALLIARD et HAYEM. — Fièvre typhoïde et tuberculose. Union médicale, 1880. 2e semestre, page 481.

GRIESINGER. — Traité des maladies infectieuses, 1868.

GRISOLLE. — Pathologie interne, 1866.

GRAL REGIS. — De la fièvre typhoïde chez les tuberculeux. Thèse Paris, 1883.

GUÉNAU DE MUSSY. — Leçons sur les causes de la phtisie pulmonaire, page 24, 1860.

GUILLERMET. — Étude sur les complications pulmonaires de la fièvre typhoïde, et principalement les plus rares. Thèse Paris, 1878.

HANOT. — Article Tuberculose. Dictionnaire Jaccoud.

HÉRARD et CORNIL. — De la phtisie pulmonaire. 1867, p. 706.

HEUSCHERT. — Die Bezichungen des abdom. typhus zur tuberculosis. Thèse Berlin, 1892.

HOFFMANN. — Untersuchungen über der pathol. anat. Veranderungen der organe beim abdom. Typhus. Leipzig, 1869.

HOMOLLE. — Fièvre typoïde, in Dictionnaire Jaccoud.

JACCOUD. — Fièvre typhoïde chez un sujet tuberculeux. Gaz. hôp., 1888.

JANOZ. — Contribution à l'étude de l'antagonisme en patho-

logie, et spécialement entre fièvre typhoïde et tuberculose. Thèse Lyon, 1883.

JOLLY. — Fièvre typhoïde chez un tuberculeux. Bull. soc.
anat. 1896, p. 457.

KELSCH. — Tuberculose pulmonaire et bacille typhique. Académie de médecine. Février 1892.

LAENNEC. — Traité d'auscultation médicale, 1823. Tome I,
p. 645.

LAGRIFFOUL. — Le séro-diagnostic de la tuberculose. Montpellier médical 1903, p. 201.

LANDOUZY. — Typho-bacillose. Gaz. hôp., 14 janvier 1886.

LASCHAU. — Typhus abdominal supérieur tub. pulm. (Œster
med. Wochensch Wien), 1841.

LE COVEC. — Sur quelques cas de fièvre typhoïde chez les
tuberculeux. Thèse Paris, 1878.

LEGRY. — Art. Fièvre typoïde in Debove et Achard.

LEMOINE. — Bacille d'Eberth chez un tuberculeux. Soc. méd.
hôp., 1896.

LETULLE. — Arch. gén. de médecine. Nov. et déc., 1881.

LEUDET. — France médicale, 1886, 1er semestre, p. 233.

LIEBERMEISTER, EICHHORST, NIEMEYER et RUCHLE. — Ziem-
sen Handbuch der speciellen Pathol. und Therapie.
1876. T. II, p. 182, 680, 981.

LOISON et SIMONIN. — Association de la fièvre typhoïds et de la
tuberc. Arch. de méd. et de pharm. milit., oct. 1893.

METTENHEIMER. — Beobachtungen über typhoïde Erkrankun-
gen der franz. Kriegs gefangenen, in Schwerin.
Berlin, 1878.

MONNERET. — Pathologie interne. 1862, t. II, p. 343, t. III,
p. 316.

MURCHISON. — La fièvre typhoïde, trad. française. 1878,
p. 46 et p. 167.

PARISER. — Th. Berlin, 1888.

PAUL (C.). — De l'antagonisme en pathologie et thérapeutique.
Thèse d'agrégation. 1860, Paris.

PIPET. — Tuberculose et fièvre typhoïde. Thèse, Paris, 1899-
1900. No 217.

POTAIN. — Grippe et fièvre typhoïde chez un tuberculeux.
Abeille médicale, 17 avril 1897.

RENDU. — Leçons de clinique médicale. Paris 1890. T. I,
p. 46-17.

REVILLIOD. — De l'action de quelques maladies aiguës sur la tuberculisation. Thèse, Paris, 1865. — Congrès de Montpellier, 1898. Rapport sur les formes de la tuberculose pulmonaire.

RILLIET et BARTHEZ. — Traité des maladies de l'enfance, 1873. Tome II, p. 708 et tome III, p. 414.

RODET. — Essai sur le traitement de la tuberculose expérimentale par des cultures du bacille d'Eberth et Coli. Bull. soc. Biol. 1899, p. 907.

ROGER. — Archives de médecine. 1840, p. 297.

SALOMON et SABARIANU. — Séro-diagnostic de la tuberculose (méthode Arloing-Courmont). Revue de médecine, juillet 1905.

SICARD (de Béziers). — Communication à l'Académie de médecine, 1890. Semaine médicale, 1892.

TALAMON. — Contagion de la fièvre typhoïde. Médecine mod. 1900. Nº 3.

THIRIAL. — Mémoire sur quelques difficultés de diagnostic dans certaines formes de la fièvre thyphoïde. Union médic. 1851. p. 52.

TOUSSAINT. — Arch. de méd. et de pharm. mil. 1885. T. II, p. 190.

VALLAIX. — Pathologie interne, 1862.

VAZEILLES. — Complications pulmonaire de la fièvre typhoïde simulant la tuberculose. Thèse, Paris, 1884-85.

VERGNAUD. — Fièvre typhoïde et tuberculose. Thèse Paris, 1901. Nº 216.

VINERTA Y RODRIGUEZ. — Essais sur les relations entre la phtisie pulmonaire et quelques maladies aiguës. Thèse Paris, 1887-88.

VOGEL. — Klinisch unterhaltüngen über den typhus. 1860.

WATEAU. — In Thèse Vergnaud. Paris, 1901.

WIDAL. — Rapport sur les associations microbiennes. Congrès de médecine de Montpellier, 1898.

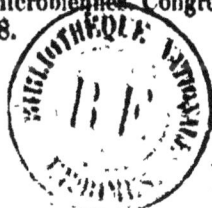

TABLE DES MATIÈRES

AVANT-PROPOS 5

INTRODUCTION 7

CHAPITRE I. — Prétendu antagonisme entre la tuberculose et la fièvre typhoïde............... 9

CHAPITRE II. — Conditions étiologiques.................. 17

CHAPITRE III. — Symptômes et évolution de la fièvre typhoïde........................... 22

CHAPITRE IV. — Suites de la fièvre typhoïde : évolution de la tuberculose. Pronostic......... 28

CHAPITRE V. — Diagnostic 32

CHAPITRE VI. — Traitement......................... 41

OBSERVATIONS 45

CONCLUSIONS..................................... 69

BIBLIOGRAPHIE................................... 71

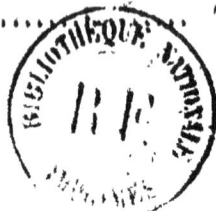

SERMENT

En présence des Maîtres de cette École, de mes chers condisciples, et devant l'effigie d'Hippocrate, je promets et je jure, au nom de l'Être suprême, d'être fidèle aux lois de l'honneur et de la probité dans l'exercice de la Médecine. Je donnerai mes soins gratuits à l'indigent, et n'exigerai jamais un salaire au-dessus de mon travail. Admis dans l'intérieur des maisons, mes yeux ne verront pas ce qui s'y passe ; ma langue taira les secrets qui me seront confiés, et mon état ne servira pas à corrompre les mœurs ni à favoriser le crime. Respectueux et reconnaissant envers mes Maîtres, je rendrai à leurs enfants l'instruction que j'ai reçue de leurs pères.

Que les hommes m'accordent leur estime si je suis fidèle à mes promesses ! Que je sois couvert d'opprobre et méprisé de mes confrères si j'y manque !

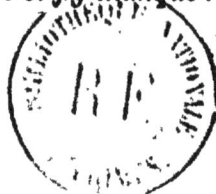

Foix. — Imprimerie Gadrat aîné. 5210.

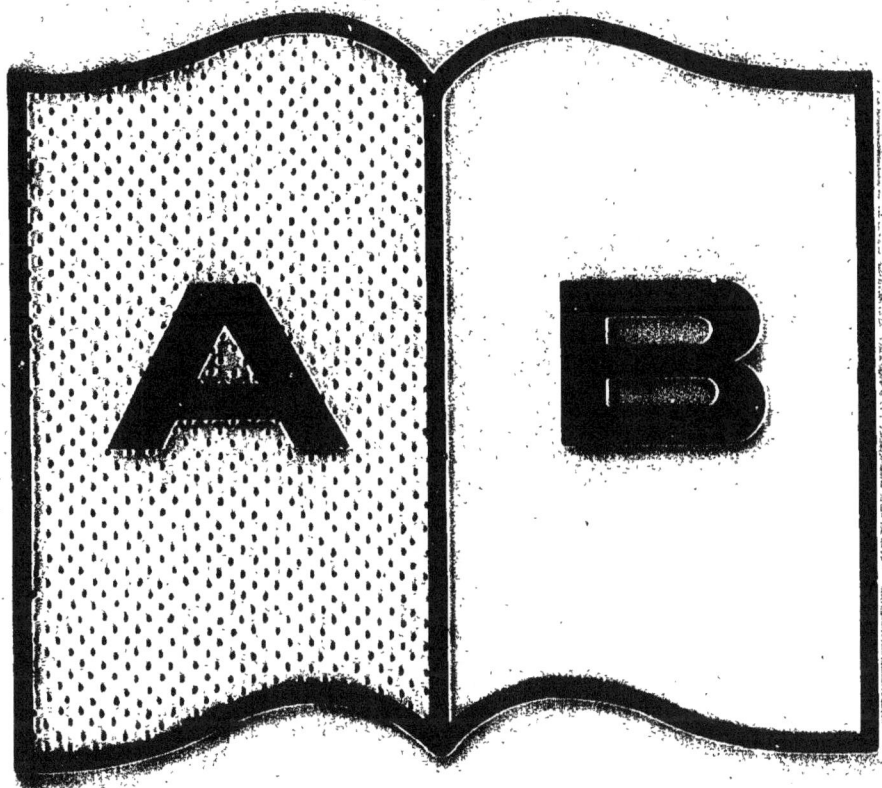

Contraste insuffisant

NF Z 43-120-14

www.ingramcontent.com/pod-product-compliance
Lightning Source LLC
Chambersburg PA
CBHW071236200326
41521CB00009B/1507